メディカルスタッフ必携

マナー・コミュニケーション スキル帳

編著

山蔦圭輔

神奈川大学人間科学部教授

Gakken

編　集	■山蔦　圭輔
	神奈川大学人間科学部 教授
	合同会社メンタルヘルスケア・ネットワーク 代表社員
	一般社団法人臨床心理職能開発機構 代表理事

執筆者	■山蔦　圭輔
	同上
	■寺嶋　正尚
	神奈川大学経済学部 教授
	■本田　周二
	大妻女子大学人間関係学部 准教授
	■大村美樹子
	株式会社アイビー・リレーションズ 代表取締役
	■植田　健太
	OfficeCPSR 代表取締役
	■三浦　佳代
	埼玉医科大学保健医療学部 助教
	■木村　詠美
	神奈川大学大学院人間科学研究科 博士前期課程
	保健師 / 助産師 / 看護師
	■関根　麗子
	N ゼミ 代表

はじめに

　良い医療を提供するためには，専門職としての知識やスキルを十分に獲得し，職能を担保することは欠かすことができません．こうした中，職場や患者，患者家族との人間関係をより豊かに築くことは，専門職として活躍する基盤となる重要な要素です．

　また，医療機関における多様な人間関係をより豊かに築くためには，マナーやスキルを獲得することも求められます．このマナーやスキルは，医療(メディカル)スタッフであるからこそ知っておきたいものから，社会人として知っておきたいマナーやスキルなどまで広範に渡ります．

　本書では，特に医療スタッフとして知っておきたいマナーやスキルに加え，一般的ともいえるビジネスマナーを大きく「社会人として大切なこと」「新入職員の仕事術」「コミュニケーションスキル」の3つに分けまとめました．

　1つ目に，組織の仕組みやホスピタリティ，社会人・組織人に求められる姿勢，出勤時・勤務中・退勤時や休暇中の留意点，コスト感覚や関連法規などについて紹介しています．これらは，組織の一員として職業生活を送るうえで求められる内容です．

　2つ目に，身だしなみやことば遣い，来客対応や名刺交換，ビジネス電話・メール，指示・命令，報連相やタイムマネジメントなど，基本的なビジネスマナーやスキルについてまとめました．みなさんの専門性に，一般的ともいえるビジネスマナーを付加することで，専門職としての価値はより一層高まるのではないでしょうか．

　3つ目に，ロジカルシンキングや傾聴，カウンセリングマインド，コーチングや人間関係の理解，プレゼンテーションのスキルやクレーム対応，アンガーマネジメントやメンタルヘルスの向上，こころの問題などをまとめました．これらは，より良い人間関係を構築するための材料となるものです．

　本書で紹介する内容が，専門職としての職能を高め，より良い医療を提供することに役立つことを願っております．

2023 年 2 月

山蔦　圭輔

CONTENTS

第3章 コミュニケーションスキル

表紙デザイン：井川啓デザイン室
本文デザイン：青木隆デザイン事務所
本文イラスト：秋葉あきこ, 日本グラフィックス

第1章

社会人として 大切なこと

① 医療現場で働く

　本書を手に取っているみなさんは，これから医療現場で働くことを予定している方が多いでしょうか？　医療現場では様々な専門性を有する専門職が集まり，よりよい医療を提供するために日々奮闘しています．ここでは，多職種連携のもと，価値のあるチーム医療を提供することが求められます．よい医療や価値あるチーム医療，はたまた，質の高いケアや高度な治療や施術，医療は私たちが健康でより豊かに生活するために欠かすことができないものであるからこそ，求められることはシビアで高度ともいえます．

　このように，社会的にも高いニーズを受ける専門職だからこそ，その教育課程では，様々な知識や技能を修得することが求められ，血の出るような努力を重ねてきたという方もいるでしょう．座学の講義では難しい専門用語に翻弄され，実習先では怖い実習指導者に悩み，試験前には朝も夜もなく分厚い専門書とにらめっこなどといったこともよく聞く話です．こうした道のりはとても大切で，今，私たちが医療現場で働くことができる礎になっていることでしょう．

　ここで質問です．「名刺の正しい渡し方，受け取り方をご存知ですか？」

　もちろん，名刺の交換はごく一般的なビジネスマナーなので，どこかのタイミングで学んだという方も多いかもしれません．しかし，医療現場で力を発揮する専門職たちをみると，その教育課程で，いわゆるビジネスマナーを学ぶ機会は少ないといわざるを得ません．学生時代にビジネスマナーを学ぶ機会に恵まれない場合，社会に出てから会社の先輩や上司から教わる（叩き込まれる）ということが多いものです．

　さて，医療現場で働く際，ビジネスマナーは必要なのでしょうか？医療はビジネスとは同様とは言い切れませんが，収益が上がらなければ医療機関であっても経営は難しい時代です．そういう意味ではビジネス同様に顧客（患者）を獲得し，よいもの（よい医療）を提供することが望まれます．

　ここでのビジネスマナーは，よい医療を補完するものです．とても美味しいケーキが提供されてもパティシエがものすごく嫌な感じでは美味しいケーキも台無しです．同様に，本当によい医療を提供していたとしても，医療スタッフの感じが悪く，医療現場の空気も淀んでおり，「もう二度とあんな病院行きたくない」と思えば，その医療も台無しになるかもしれません．

　ただし，医療は私たちの命に係わることから，ケーキのように食べなくて済むという性質のものではなく，場合によっては患者は「嫌でも行かなくてはいけない」状況に陥ります．医療機関には様々な制限があり，できることもできないことも多種多様です．医療スタッフとしてよい医療を提供するために今すぐできることは何でしょう？　それは，自らの振る舞いを変えることです．そして，振る舞いを変えるための指針がマナーやルールと呼ばれるものです．マナーやルールは私たちを縛り付けるものではなく，よりよい専門職としてブラッシュアップするための道具なのです．また，患者だけではなく，取引先なども大切な関係者です．取引先なので，ここでは，まさにビジネスマナーが役立ちます．医療とその他の専門領域が有機的に協働するためにも，今，医療現場がよりよく変革することが求められるのではないでしょうか．

　私たち医療スタッフがマナーやビジネスマナーを意識することで医療はもっともっと輝きます．

2 組織のしくみ

1 組織とは何でしょうか

　アメリカの経営学者であるチェスター・バーナードは，組織とは「意識的に調整された2人以上の人間の活動や諸力のシステム」と定義しました．さらに組織が成立する3要素として，①共通目標，②貢献意欲，③コミュニケーションをあげました．以下，それぞれについて見ていきましょう．

①共通目標

　共通目標は，一般的な企業における，企業理念，経営理念，ビジョンに該当するものです．共通目標があることで，組織を構成する各メンバーは，同じ方向に向かって進んでいくことができます．また各メンバーは，「組織における共通目的」を理解し，それに沿った行動をとることが求められます．

②貢献意欲

　貢献意欲は，「共通目標のために，組織のために，頑張りたい」という，各人の意欲のことです．我々は組織の中にいると，「自分がやらなくても，誰かがやってくれるだろう」と考えがちです．しかし誰もがこのように考えると，組織の力は弱くなります．各メンバーは，自分から主体的に組織に貢献することが重要です．

③コミュニケーション

　医療機関における仕事は，自分1人で完結するものではありません．患者に対して医療サービスを提供する人は，医師だけでなく，看護師，

薬剤師，栄養士，理学療法士，心理専門職，ソーシャルワーカーなど，多岐にわたります．組織を構成する様々な部門での情報共有が必要であり，そのために各メンバーは他のメンバーと，積極的なコミュニケーションを図ることが求められます．

❷ 一般的な医療機関の組織は，どのようなものでしょうか

医療機関には，医療法が定める「病院」，「診療所」，「助産所」，「特定機能病院」，「地域医療支援病院」，「臨床研究中核病院」のほか，大学病院，総合病院，クリニック，医院など，様々なものがあります．今，「一般的な病院」を例に，その組織を見てみることにしましょう（**図**）．

ちなみに病院は，医療法によって「医師又は歯科医師が，公衆又は特定多数人のため医業又は歯科医業を行う場所であって，20人以上の患者を入院させるための施設を有するもの」とされています．

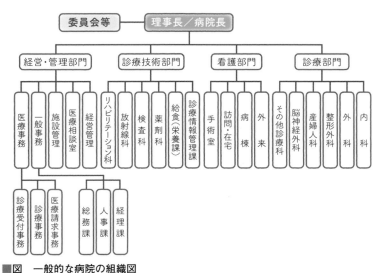

■図　一般的な病院の組織図

（各種資料をもとに筆者作成）

一般的な病院組織を見ると，主に4つの部門に大別されます．「診療部門」「看護部門」「診療技術部門」「経営・管理部門」の4つです．4つ目の「経営・管理部門」以外の各部門は，国家試験の合格者など，いずれも高度な専門的技術を習得した医療技術者が働いています．

3　医療機関の組織は，一般企業の組織とどのように異なりますか

　病院に代表される医療機関の組織は，一般企業のそれとは大きく異なります．そのため指揮命令系統がうまく機能しないケースも少なくありません．看護部門を例に考えてみましょう．

　看護部門には，先ず看護部門内の指揮命令系統があります．一般的な病院の看護部門には，看護部長，看護副部長がいて，さらに各診療部門等に看護師長，看護師・助産師等がいることが多いかもしれません．例えば看護師や助産師などは，看護部長など，上司の指示に従った行動をとらなければなりません．

　それと同時に，各診療部門に配属された看護師は，日々の業務で，医師の指示を受けます．看護師の一般的な仕事には，①医師の診療の補助業務，②入院患者の身体を清潔に保ったり，食事の介助等を行ったりする，③患者に異常がないかのチェック業務，など様々なものがあります．看護師は，各部門の指揮命令系統の下で，日々の業務をこなす必要があります．

　また1人の患者が，複数の疾病を抱える場合，他の診療部門との情報共有や連携等が不可欠です．さらにその患者が様々な検査を受ける場合，診療技術部門などとの綿密なやり取りも重要です．

　このように医療機関では，一般企業のように，組織図通りの指揮命令

系統が機能するわけではありません．医療機関で働く個人は，他部門とのコミュニケーションを充分にとり，医療機関としての「共通目標」の実現のため，規律を遵守しつつも，時と場合に応じて，より柔軟な行動をとる必要があるといえるでしょう．

4 チーム医療とは何でしょうか

　5ページで，医療機関における一般的な組織について説明しました．実際の医療の現場では，こうした組織とは別に，「チーム」を組織し，それに基づいた医療を実施することが重要です．いわゆるチーム医療の展開です．

　チーム医療は厚生労働省によると，「医療に従事する多種多様な医療従事者が，各々の高い専門性を前提に，目的と情報を共有し，業務を分担しつつも互いに連携・補完し合い，患者の状況に的確に対応した医療を提供すること」です（厚生労働省「チーム医療の推進について」『チーム医療の推進に関する検討会報告書』，2010年3月19日）．

　医療の現場では，様々な職種の様々な医療従事者がいます．こうした異なる医療従事者が，「患者が患者の家族を中心に据えたワンチーム」を結成し，医療を展開するというものです．大事なことは，チーム医療の目的は，外来通院中や入院中の患者（及びその家族）の生活の質（Quality of Life：QOL）の維持・向上であり，患者やその家族の生き方や価値観を尊重した医療の提供を，何より重視するということでしょう．

③ ホスピタリティ

1 ホスピタリティとは何ですか

　ホスピタリティは，「旅行者や客を親切にもてなすこと．歓待・厚遇」です（広辞苑定義）．「おもてなし」と訳されることも多いでしょう．ホスピタリティの先進事例としては，リッツカールトンやディズニーリゾートのケースが有名です．下記はリッツカールトンのクレド（企業の経営理念を全従業員が体現するための行動指針）に記載された「サービスの3ステップ」です．

> ①あたたかい，心からのごあいさつを．お客様をお名前でお呼びするよう心がけます．
> ②お客様のニーズを先読みしおこたえします．
> ③感じのよいお見送りを．さようならのごあいさつは心をこめて．できるだけお客様のお名前をそえるよう心がけます．

　医療業界はどうでしょうか．ホスピタリティの語源は，古代ラテン語のhospesまたはhospicsとされています．いずれも「保護」を意味する言葉です．その昔，巡礼をする旅人が病気や飢えで倒れた際，能力のある人（修道院など）が，彼らを看護したことに端を発します．ちなみに病院（hospital）も「hospes」から派生した言葉です．

　医療機関を訪れる人は，心身のいずれかあるいは双方に不調を抱えた方々です．医療業界で求められる「ホスピタリティ」は，前述した「保護」の概念同様，患者に寄り添い，患者に安心や癒しを与えることといえるでしょう．

2 ホスピタリティでは, どのようなことに気をつけたらよいでしょうか

　医療スタッフが患者に接する際, その医療スタッフの技術力が優れていて, 医療機関の専門性が高ければ, 問題ないといえるでしょうか.

　医療機関を訪れる人は, 心身のいずれかあるいは双方に不調を抱えた方々です. 初めてその医療機関を訪れる患者は, 病気に関する不安に加え, 医療機関のシステムを理解していません. 色々と不安なことでしょう.

　こうした患者が, 「この医療機関をかかりつけ医にしたい」「またこのスタッフにみてもらいたい」と思うにはどうしたらよいのでしょうか.

　医療スタッフに求められることは, 「応対の仕方」であり, 「ホスピタリティ」です. ホスピタリティで重視したいことを**表**に示します.

■**表　ホスピタリティで重視したいこと**

・声の調子	・正しい敬語（言葉遣い）
・表情・笑顔	・感じのよい話し方, 聴き方
・挨拶	・服装・身だしなみ
・患者の心理に応じた応対	・クレーム等への応対

　患者は神経が高ぶっており, 医療スタッフの何気ない一言に, 落ち込んだり, 不安になったりします. 先ずは患者の要望を全て聞き, 受け止め, その後患者が落ち着いてから, これからについて話し合うことも必要でしょう. 基本的なことですが, 患者の目を見て話を伺い, 相槌を打つことで, 患者の気持ちは穏やかになります. また医療に関する説明をする際は, わかりやすい言葉で行い, そして今後の治療の方針等を, 患者の要望を組み入れる形で一緒に作成する…. そうした「誠実なプロセス」, 「患者目線の思いやりのある行動」などが重要といえるでしょう.

3 患者のニーズにはどのようなものがありますか

　ホスピタリティを重視するうえで，まずは「患者のニーズ」を把握することが重要です．相手が望んでいないサービスを一生懸命に提供しても，結局のところ患者の満足度は上がりません．

　マーケティングの第一人者であるフィリップ・コトラーは，ニーズを5つに大別しました．

①明言化されたニーズ（患者が言葉にしたもの）
②真のニーズ（患者が実際に望んでいること）
③明言化されないニーズ（患者が期待していること）
④喜びのニーズ（サプライズのようなもの）
⑤隠れたニーズ（周りからの反応）

　患者は心身のいずれか，あるいは双方に不調を抱えた方々です．その不調の原因を突き止め，それを取り除きたいという本来のニーズはもちろん，「私の話を聞いて欲しい」「温かい言葉をかけてほしい」といった，「明言化されないニーズ」「隠されたニーズ」をもっていることでしょう．こうした様々なニーズに対応していくことが望まれます．

　近年，患者のニーズは大きく様変わりしました．権利意識が高まり，医療情報の開示（カルテの開示等）やセカンドオピニオンとしての活用を求めるなど，その内容は多岐にわたるようになりました．もちろん，患者一人にかけられる時間には限りがあります．またみなさんは，所属する組織の方針やルールに従う必要もあります．そうした様々な制約の中で，個人としてできる限りのことを行うことが求められている，といえるでしょう．

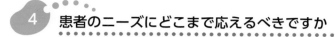

4 患者のニーズにどこまで応えるべきですか

　サービスの品質評価方法の1つに，パラシュラマン，ザイツマル，ベリーといったアメリカのマーケティング学者が開発した「SERVQUALモデル」があります．SERVQUALとは，サービス（Service）と品質（Quality）を組み合わせた造語です．サービスの品質を評価する軸として，**表**の5点を掲げました．

■**表　5つの品質評価項目**

1．信頼性：約束したサービスを実施する正確さ．
2．反応性：従業員にやる気及び迅速性
3．確実性：従業員の知識及び礼儀正しさ
4．共感性：顧客・利用者に対する個人的な配慮及び世話
5．有形性：施設，設備，従業員の服装など目に見えるものの適切さ

　このモデルでは，「顧客の期待」と「実際のサービス」にはギャップがあり，それがサービス品質を決めるとしました．そのギャップを解消し，「顧客の期待」を上回るサービスを提供することが必要だと論じています．

　①顧客の期待＞実際の評価，②顧客の期待＝実際の評価，③顧客の期待＜実際の評価，の3つに大別した場合，①は不満足の評価，②は当然の評価，③は満足の評価，です．

　医療サービスを提供する際は，患者の評価や顔色ばかりをうかがって，本来のサービスがおろそかになることはあってはなりません．患者の期待がどうであろうと，医療スタッフとして最善のサービスを提供することは心がけたいところです．それと同時に，「患者の期待」を超えるサービスを提供する，そんなことを常に心に留めておきたいものです．

4 社会人とは（給料を得て仕事をするということは）

1 なぜ給料をもらえるのでしょうか

みなさんが高校，専門学校，大学，大学院など，様々な教育機関に通っていたとき，みなさんあるいはみなさんの両親は，「授業料」などという名目で，所属する機関に対してお金を支払っていました．社会に出て，社会人として仕事をするようになると，今度は逆に，みなさんは給料をもらう立場になりました．

なぜ仕事をすると給料をもらえるのでしょうか．「会社や組織に，みなさんの時間や技術をささげ，その対価として給料をもらう」わけで，会社や組織は，みなさんの時間や技術をささげた「労働」によって，「売り上げ」や「利益」を得ることができます．

給料の経済学的根拠は，「給料は，その人が産み出した『付加価値』に対して支払われる」というものです．この付加価値は，「新たに付加された価値」を意味します．つまりみなさんが給料をもらえるのは，みなさんが「付加価値を生み出している」からです．したがって，みなさんが何ら付加価値を生み出さなくなったら，給料をもらえなくなります．

付加価値は，サービスの受け手（患者）はもちろん，それを提供する組織（みなさんの所属する組織）にとっても，意味あるものでなければなりません．みなさんがどんなに意味あるサービスを提供したと考えていても，それが所属する組織の方針と異なるものであれば，意味あるものとはいえないでしょう．

　医療機関におけるサービスの価格は，往々にして高額です．その金額に見合った付加価値を提供しているかどうか，常に自問したいところです．

2 給料をもらうためだけに働くのでしょうか

　仕事は何のためにするのでしょうか．給料をもらうためだけにするのでしょうか．これは新人，中堅，ベテランを問わず，誰もが一度は考えるテーマだと思います．

　内閣府が行った世論調査の結果（働く目的は何か）を見ると，「お金を得るために働く」が6割強と，他を圧倒して多くなっています．そして10％前後で，「生きがいをみつけるために働く」「社会の一員として，務めを果たすために働く」「自分の才能や能力を発揮するために働く」が続いています．

　医療スタッフのみなさんは，給料をもらうという目的以外に，「人を助けたい」「誰かの力になりたい」という思いを胸に，今の仕事に就かれたことでしょう．その初志を忘れずに，いつまでもフレッシュな気持ちで仕事に取り組んで欲しいものです．

　しかしそれと同時に給料をもらっている以上，「給料に見合った，価値ある付加価値を提供する」「責任や義務が発生する」といったことを念頭に置き，コスト意識をもちつつ，仕事に取り組まなければなりません．

引用・参考文献
　1）　内閣府：国民生活に関する世論調査（令和3年9月調査）

⑤ 組織人としての求められる意識

① 社会人として必要な力とは何でしょうか

　みなさんは，様々な専門性を身につけ，その職に就かれた（あるいは，その職を目指している）ことでしょう．しかし，職につくということは医療スタッフである前に，ひとりの「社会人」として責務を果たすことが求められます．そして多くの場合，組織で働く一員としての役割を担うことも必要不可欠です．

　社会人として働くために，業種・業界を問わず，共通に必要とされる基本的な能力があります．経済産業省は，これを「社会人基礎力」と名付け，「職場や地域社会で多様な人々と仕事をしていくために必要な基礎的な力」としました．

　社会人基礎力は，3つの能力と，その能力を構成する12の能力要素から成り立ちます（**表**）．

■表　社会人基礎力の3つの能力と12の能力要素

3つの能力	12の能力要素	内　容
前に踏み出す力 （アクション）	主体性	物事に進んで取り組む力
	働きかけ力	他人に働きかけ巻き込む力
	実行力	目的を設定し確実に行動する力
考え抜く力 （シンキング）	課題発見力	現状を分析し目的や課題を明らかにする力
	計画力	課題の解決にむけたプロセスを明らかにし準備する力
	創造力	新しい価値を生み出す力
チームで働く力 （チームワーク）	発信力	自分の意見をわかりやすく伝える力
	傾聴力	相手の意見を丁寧に聴く力
	柔軟性	意見の違いや立場の違いを理解する力
	情況把握力	自分と周囲の人々や物事の関係性を理解する力
	規律性	社会のルールや人との約束を守る力
	ストレスコントロール力	ストレスの発生源に対応する力

② チームで働くということはどういうことですか

　社会人基礎力における3つの能力と，その能力を構成する12の能力要素はいずれも重要ですが，医療スタッフに関しては，なかでも「チームで働く力（チームワーク）」を身につけることが大切です．この力の構成要素は，「発信力」「傾聴力」「柔軟性」「情況把握力」「規律性」「ストレスコントロール力」です．

　医療の現場では，「チームで働く力」（チーム医療におけるチームワーク）の重要性が増しつつあります．**下図**は7ページで説明した「チーム医療」のイメージ図です．患者やその家族に対し，複数の医療スタッフが連携して，治療にあたることが求められます．

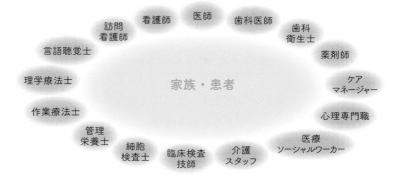

■図　チーム医療とは

（各種資料をもとに筆者作成）

　医療機関には，様々な医療スタッフが働いています．医師，看護師，薬剤師，管理栄養士，ソーシャルワーカー，公認心理師・臨床心理士などの心理専門職，臨床検査技師，理学療法士，細胞検査士，作業療法士，管理部門のスタッフ，などあげれば切りがありません．患者やその家族に直接向き合う人もいれば，そうしたスタッフを支える人もいます．ここで重要なのは，こうしたスタッフが「チームとして」連携・協働し，

入院中や外来通院中の患者の治療にあたり，また QOL（生活の質）の維持・向上に努めるということです．その際，チーム医療の中心に，患者や患者の家族等の存在を据えることが何より重要です．

3 組織で働くとき，気をつけることは何でしょうか

社会人として組織で働く際，自分の思いつきや考えで行動することは極力避けなければなりません．良かれと思って行動したことが，所属する組織に迷惑をかけるばかりか，自分自身を苦しめる場合もあります．

まず心がけたいのは，30年以上前に誕生した有名なビジネス用語ですが「ほうれんそう（報連相）」の徹底です（**表**）．

■表　仕事の基本（ほうれんそう）

①ほう（報告）　仕事の進捗状況や，成果・失敗などを，適宜上司等に報告すること
②れん（連絡）　仕事で得た情報や，自分のスケジュールなどを，適宜上司等に連絡すること
③そう（相談）　トラブルが発生したとき，質問があるときは，適宜上司等に相談すること

もちろんあまりに細かい事柄を逐一上司に「ほうれんそう」するのは非効率です．上司も仕事ができなくなります．

さらに自分の仕事の「見える化」(外在化)を図っておくことも重要です．今自分がどんな仕事を，どんな締め切りで，どれだけ抱えているのかを，だれが見ても理解できるように記録しておくということです．場合によっては，グラフや図表にするとよいでしょう．これらはみなさんに何かあったとき，組織に迷惑をかけないための方法のひとつですが，記録を残すことで，何か問題が生じたとき，みなさんの身を守ってくれるエビデンス（根拠）になるでしょう．患者などからのクレームやその対応なども，できるだけ詳しく記録しておき，誰が見てもわかるようにしておくことが望まれます．

4　職場における問題は，どのように改善したらよいでしょうか

　医療スタッフとして，様々な現場で働いていると，その現場の色々な問題に目がつくと思います．「患者の待ち時間が長い」「診察から会計までの流れが悪い」「他部署との連携が悪い」「患者のクレームに十分に対応しきれていない」など，様々な解決すべき課題に直面していることでしょう．

　こうした課題は，放っておいてはいけません．そのすべてに対応することは無理だとしても，優先順位をつけて，真に解決すべき課題には，きちんと対応していくことが重要です．こうした課題に応えることで，インシデント・アクシデントの防止や医療の質が向上し，ひいては患者や医療スタッフの満足度向上に繋がります．そしてそれが結果的には，所属している医療機関の「経営の安定」に結びつきます．

　それでは「解決すべき課題の解決」はどのように行ったらよいのでしょうか．その際，大きなヒントとなるのは「カイゼン」です．「カイゼン」は元々「改善」から生じた言葉ですが，今や海外でも「KAIZEN」として通用するほど，有名な用語です．トヨタ自動車発祥の考え方です．

　「カイゼン」は，全員参加の小さなグループで作業を行うことが基本です．作業や業務の中にある「様々なムダ」を発見し，それを排除することで，空いた時間や労力を，より付加価値を生み出す作業や業務に振り向けていこうという取り組みです．

　様々な立場に立つ，様々なスタッフが知恵を出し合い，工夫しながら，よりよい現場を作っていくことが大切です．

6 出勤時の留意点

1 出勤時に気をつけること（専門職としての意識）

　医療機関という組織に所属して社会人として働く以上，出勤するときも組織の一員であるという意識をもつことが大切です．

　例えば，出勤してユニフォームに着替えるからといって，どんな洋服を着て出勤してもよいというわけではありません．専門職として，仕事ができる人なのかどうかは見た目では決まりませんが，見た目が与える印象は仕事上の信用にも関わります．ユニフォームに着替える前の姿が，あまりにも奇抜だったり，肌の露出が多かったりした場合，その姿を見た患者や他スタッフはどう感じるでしょうか．

　最初は「個人」に対する評価が「△△病院の看護師さん」の評価となり，組織全体の評価や医療スタッフという職業全体の評価を下げることにつながってしまいます．

　仕事とプライベートを分けて，オンとオフを意識することも重要です．通勤時の私服まで何かを言われたくないと感じる人もいるかもしれません．しかし，見た目の与える印象が，医療スタッフという仕事や病院という組織全体の信用に関わってくるということを意識する必要があります．社会人になるということは，組織の一員になるということです．自分が医療職や組織を代表する存在であるという専門職としての意識をもち行動をすることが大切です．

2 出勤時に気をつけること（時間の管理）

　時間の管理に気をつけましょう．当たり前ですが仕事に遅刻すること
は許されません．また勤務開始時間ギリギリになって慌てて駆け込むよ
うなことにならないように，余裕をもって出勤準備をしましょう．

　それでも急な体調不良や公共交通機関の遅れなど，予期せぬ出来事に
よって勤務開始時間に間に合わず遅刻してしまう可能性は誰にでもあり
ます．やむを得ず仕事に遅刻してしまう場合には，必ず上司に連絡をし
ましょう．「同僚にメールするだけ」や「伝言を頼むだけ」は社会人と
して許されません．ここでも報・連・相（16, 73 頁参照）が求められます．

　時間に余裕をもって出勤することができたら，笑顔で元気に挨拶をし
ましょう．入職したばかりの頃は慣れない環境や人間関係，初めての業
務などにより緊張や不安が高まっているかもしれません．知識や技術を
身につけていくことも必要ですが，職場環境や人間関係に慣れていくこ
とも大切な仕事です．そのためにまずは「笑顔で元気よく挨拶すること」
を心がけましょう．病棟の先輩や同僚だけではなく，更衣室や廊下です
れ違うスタッフにも挨拶をしましょう．

　患者によりよいケアを提供するためには，専門職としての知識や技術
を身につけることも必要不可欠ですが，周囲の人と良好な関係を築くよ
うなコミュニケーション能力が求められます．コミュニケーションスキル
は急に身につくものではありません．まずは挨拶から始めてみましょう．

7 勤務中の留意点

1 勤務中に求められるスキルは何がありますか

　医療スタッフのみなさんは日々忙しく，時間に追われて働いています．例えば学生時代の臨地実習などでは一人の患者を担当し，落ち着いてゆっくりと関わることができましたが，仕事を始めると複数の患者を担当することになります．そのため臨機応変に患者の対応をしていかなければならず，安全に適切な医療を提供するためにスケジュール管理をする必要があります．

　入職したばかりの頃は，どの仕事にどのくらいの時間がかかるのか予測を立てるのが難しいかもしれません．1日の業務スケジュールを立てたら，先輩に確認してもらい，アドバイスをもらうとよいでしょう．スケジュールを立てても，患者の対応をしているうちに予定がずれてしまうことがあります．その場合にもまずは，先輩に相談しましょう．

　自分一人でどうにかしようとするのではなく，必要なときには先輩に支援を求めることが大切です．専門職として知識や技術を身につけ，スケジュール管理をして仕事をすることは大切ですが，必要なときに他者に助けを求められる援助要請スキルも大切です．

　そして何よりも患者に，時間通りに指示に沿った適切な医療を提供することが最も重要です．勤務中に困ったときには，自分一人で抱え込まずに，「患者に最良の医療が提供できるように」という意識をもって，主体的に報告や相談などの行動をとることが大切です．

2 勤務中インシデントに気づいたときはどうしたらよいですか

　インシデントとは危うく事故になりかけたが事故には至らなかった出来事でヒヤリ・ハットと呼ばれることもあります．何よりも優先すべきことは患者の安全です．インシデントに気づいたときは速やかにリーダーや先輩に報告をしましょう．

　自分のミスを報告することは，躊躇することかもしれませんが，報告しなかった場合に不利益を被るのは患者です．安心安全な医療が提供できるようにインシデントを起こさないことが前提ですが，気づいたときには速やかに報告しましょう．報告の際，コミュケーションエラーを起こさないために正確で受け取りやすい情報伝達を心がけましょう．

　緊急の情報を迅速かつ的確に伝える方法として「SBAR」と呼ばれる報告形式があります（表）．定型化された情報伝達によって，正確な情報をもれなく迅速に伝えることができるので，報告のときに意識すると役に立ちます．電話などで伝達する場合には，自分の所属や名前を名乗ることを忘れないようにしましょう．

　インシデントを起こさないためには，自分にできることとできないことを理解し，自ら周囲に働きかけることが大切です．「一緒にやってください」「見ていてください」など，指導を受ける立場として自ら主体的に動くことも大切な社会人としてのスキルです．

■表　SBAR

I (自分のこと)	所属している部署や役職，名前を名乗る
Situation (状況)	何が起こっているのか簡潔に伝える
Background (背景)	状況を理解するのに必要な情報を伝える
Assessment (評価)	何が問題だと思うのか考えや判断を伝える
Recommendation (提案)	どうしてほしいのか提案・依頼する．どうしたらよいのか指示を受ける

⑧ 退勤・休暇時の留意点

1 退勤時に気をつけることは何がありますか

　医療現場では，チームとして多様な人々と仕事をします．そのため自分の仕事が終わっても，チームメンバーの状況を気に掛けることが大切です．新人として手伝うことのできる業務は少ないかもしれませんが，チームメンバーを思いやり，気を配ることが求められます．自ら積極的にできることを探しましょう．それでも，チームメンバーが仕事をしている状況で，先に帰る場合もあるでしょう．その際，挨拶をしてから帰るよう心がけましょう．退勤時にも挨拶をすることが大切です．基本的なことですがコミュニケーションを円滑化するうえでも欠かせないことのひとつです．

　社会人基礎力として求められる能力の１つに「チームで働く力」[1] があります．これはチームで協力していく力ともいえます．医療チームとしてより専門性の高い支援が提供されるために，適切にコミュニケーションをとり，協力し合うことによって患者にとってよりよい支援が提供できます．自分の仕事が終わればそれでよいと考えずに，チームで患者を支援しているということを意識してみましょう．

　また退勤後，無事に仕事を終えた安心感から，気が抜けてしまい，個人情報を漏らしてしまわないように気をつけましょう．勤務中に知り得た情報はすべて「守秘義務（秘密保持義務）」があります．勤務中の会話や記録物の取り扱いにも細心の注意が必要ですが，退勤後に油断して個人情報に関する話をしてしまうことや SNS などに情報を書き込むことなどがないように気をつけましょう．

② 休暇時に気をつけること

　学生から社会人になるということは，大きな変化です．その中でも医療機関で働くスタッフは時間に追われ，緊張感の高い仕事に携わり，心にも身体にも大きな負荷がかかっています．チームで働く医療スタッフだからこそ，一緒に働くメンバーに迷惑をかけないように健康管理に留意しましょう．

　看護職の倫理綱領[2]では「看護職自身のウェルビーイングの向上に務める」とされており，ワーク・ライフ・バランスを取ることやメンタルヘルスケアに努めることが求められています．毎日の業務に関する予習復習など，新入職員としてやるべきことがたくさんあるかもしれませんが，仕事が休みの日には，積極的にストレスに対処することが大切です．買い物に出かけたり，スポーツをしたり，仕事から離れてリフレッシュする時間をもちましょう．

　ただし，余暇の活動に夢中になりすぎるあまり，次の日の仕事に影響がでないように心がけましょう．社会人として，組織の一員であるという自覚をもち，適度にリフレッシュしながら健やかに働き続けられるよう，心身の健康管理をすることが大切です．

　仕事を続けていくうえでオンとオフの切り替えは大切です．休日にリフレッシュをして，気持ち新たに仕事に取り組めると患者によりよいケアが提供できるでしょう．本書で紹介しているリラクセーション法（144頁参照）を活用してみるのもよいでしょう．

引用文献
1）　箕浦とき子ほか：看護職としての社会人基礎力の育て方—専門性の発揮を支える3つの能力・12の能力要素，第2版（箕浦ときこ編）．日本看護協会出版会，2018
2）　公益社団法人日本看護協会：看護職の倫理綱領，2021
　　code_of_ethics.pdf（nurse.or.jp）より（2022年12月27日検索）

⑨ コスト感覚

① 医療機関にはどのようなコストがかかっていますか

　近年, 病院の経営状況はかんばしくありません. 赤字経営の病院も少なくありません. 2020年以降は, 新型コロナウイルス感染症の流行により, 患者数が激減し, 大幅な収入減に見舞われているところもあります.

　簡単に病院の収益構造を見てみることにしましょう (図).

　医業収益 (収入) は, ①入院診療収益, ②室料差額収益, ③外来診療収益, ④保険予防活動収益, ⑤受託検査・施設利用収益, ⑥その他, 等から, 一方, 医業費用は, ①材料費・薬剤費, ②人件費, ③設備関係費, ④研究研修費, ⑤委託費, ⑥その他 (諸経費等), 等から構成されます.

　上記は, あくまでも一般的な形ですが, 開設主体 (国・地方自治体か, 民間か等) により, 課税や補助金の仕組みが異なるなど様々です.

　医療スタッフとして働く以上, 自分の所属する機関の損益構造は理解しておきたいものです. そして今日, 多くの医療機関が赤字経営を余儀なくされていることを考えると, みなさん自身もコスト意識をもって働く必要があります.

■図　病院の損益構造

2 コスト意識をもって働くということはどういうことですか

みなさんは高校生や大学生の頃，アルバイトをした経験があることでしょう．「時給1,500円」のように，「1時間働いたら○○円」のような形で収入を得たことも多かったのではないでしょうか．企業や組織にとって，このような形で支払う給料は，「変動費（売上高に比例して増減する費用）」に該当します．

社会に出て，正社員や契約社員として採用された場合は，「1か月30万円」のように，固定給が支払われます．これは企業や組織にとって，「固定費（売上に関係なく一定額発生する費用）」です．

今，Aというスタッフは月に50万円，Bというスタッフは月に500万円の売上があるとしましょう．いずれも固定費で給料が支払われ，AとBの給料水準にあまり差がない場合，企業や組織としては，AよりBの方をより継続雇用したくなるかもしれません．

もちろん医療の場合，必ずしもコストと便益の関係のみで評価されるとはいえません．稼働率の低い診療科であっても，開設されていることのメリットは図りしれません．儲からないからといって，コストの視点だけで，その部門をなくしたり，雇用をしないと判断することは間違いです．

しかし医療機関も，ずっと赤字では，いずれ経営は行き詰ります．医療スタッフとしてもコスト意識をもって働きたいものです．そのとき，目安としては，自分がもらう給料の「3〜5倍」稼ぐことを目標にするとよいでしょう．「自分の給料分＋組織の間接経費分＋組織の利益分」のイメージです．

10 関係する法律

1 労働のベースとなるルール・労働契約とは何ですか

　学生生活と社会人の違いは何でしょうか？　一番大きいのは労働契約を結んでいるかどうかといえます．労働契約の締結，労働条件の変更，解雇等についての基本的なルールを定めた労働契約法が平成20年3月1日から施行されています．働くうえでは，これまで学校における校則のように基本的なルールである労働契約が根本になっていることを念頭に置いておく必要があります．

　労働契約法では，その労働契約を明示した労働条件通知書を交付することが義務化されています．これは正規・非正規など雇用の形態によらずです．働くうえで会社が絶対明示しないといけないことを**表**に示します．

■**表　働くうえで会社が絶対明示しないといけないこと**

1. 労働契約の期間に関する事項
2. 就業の場所及び従事すべき業務に関する事項
3. 始業及び就業の時刻，所定労働時間を超える労働の有無，休憩時間，休日，休暇並びに労働者を二組以上に分けて就業させる場合における就業時転換に関する事項
4. 賃金の決定，計算及び支払の方法，賃金の締切り及び支払いの時期並びに昇給に関する事項
5. 退職に関する事項
6. 退職手当の定めが適用される労働者の範囲，退職手当の決定，計算及び支払いの方法並びに退職手当の支払いの時期に関する事項
7. 臨時に支払われる賃金（退職手当を除く），賞与及び労基則第8条各号に掲げる賃金並びに最低賃金に関する事項
8. 労働者に負担させるべき食費，作業用品その他に関する事項
9. 安全及び衛生に関する事項
10. 職業訓練に関する事項
11. 災害補償及び業務外の傷病扶助に関する事項
12. 表彰及び制裁に関する事項
13. 休職に関する事項

※ 6から13の項目は，使用者がこれらの定めをしない場合は，明示する必要はありません（労働条件の明示違反の場合は，30万円以下の罰金となります）．

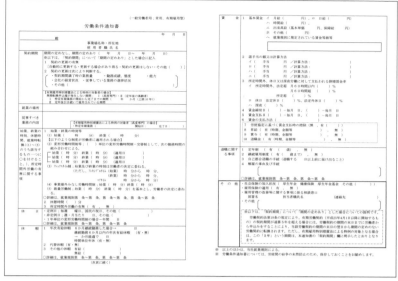

■図　労働条件通知書の例

　労働契約法で上記を明示することが雇用主には義務づけられています．そのため，働くことになったときに労働条件通知書（**図**）を必ず確認することにしましょう（もし交付されないときは交付することが義務であることを伝えましょう）．

労働契約と労働基準法，就業規則の関係

　労働契約が労働契約法に基づきなされていることは先ほど説明しました．そのうえで知っておきたいルールとして，労働基準法と就業規則・労働協約との関係性があります．例えばこんな場合はどうでしょう？

会社と結んだ契約書（個別労働契約）	日月休み	2019/8/29 締結
就業規則	月火休み	2018/1/1　施行
労働協約	土日休み	2019/8/30 締結

みなさんは何曜日が休みと思われますか？　答えとしては，土日休みとなります.

　図のように労働基準法が一番強く，個別の労働契約よりも労働協約（組合と事業主との協約）や就業規則のほうが強いのです.

　そのため，入職したら就業規則や労働協約を必ず確認するようにしてください. このように，働くというのは学生時代とはまた違うルールが存在しますので，まずはルールの確認が必要です.

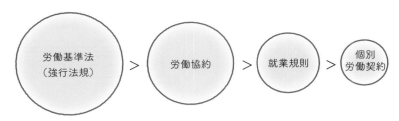

■図　労働のベースとなるルール・労働契約の力関係

2 コンプライアンスとは

　コンプライアンス（compliance）は，「法令遵守」を意味しています. ただし，単に「法令を守ればよい」というわけではありません. 現在，企業に求められている「コンプライアンス」とは，法令遵守だけでなく，倫理観，公序良俗などの社会的な規範に従い，公正・公平に業務を行うことを意味しています. 企業へのコンプライアンスが適用される範囲は明確には定義されていませんが，重要となる2つの要素を押さえておきましょう.

法令

　法令とは，国民が守るべきものとして，国会で制定された法律，国の

行政機関で制定される政令，府令，省令等の総称です．地方公共団体の条例，規則を含めて用いられることもあります．労働基準法や労働契約法，就業規則等のこちらの範囲に含まれるといえます．

企業倫理・社会規範

組織が社会から求められる倫理観や公序良俗の意識を指します．どちらも法令には定められていませんが，消費者や取引先からの信頼を獲得するためには必須となります．情報漏えい，データ改ざん，ハラスメント，ジェンダー平等など，法令の有無を問わず，企業は社会倫理に従って判断し，経営を行うことが求められています．

こうした社会のニーズは，社会情勢はもちろん，国民の意識や時代の移り変わりによっても変化していくため，定期的な見直しと改善が必要になります．医療機関は高度な個人情報を扱うことが多く，コンプライアンスを遵守することが強く求められる職場であるといえるでしょう．

働くみなさんにとっても同じで，企業がコンプライアンスを遵守するとともに，みなさん自身もコンプライアンスを遵守する必要があります．これまで学生時代はルールを破ると処分されるのは自分だけでした．これからは法人という自分以外にも影響があるということを気に留めていただければと思います．

引用・参考文献

1) 厚生労働省：
https://www.mhlw.go.jp/seisakunitsuite/bunya/koyou_roudou/roudoukijun/keiyaku/kaisei/dl/youshiki_01a.pdf（2023 年 1 月 13 日検索）

⑪ 労働安全とハラスメント

1 労働安全の中の大切なキーワード「安全配慮義務」と「自己保健義務」とは

安全配慮義務

働くうえで，組織（医療機関）は働く人が安全に働くことができるよう配慮することが義務づけられています．これは，みなさんが働く際に組織が，みなさんが「危ないな」と思うことなく働くことができるようにしないといけないということです．

医療機関では，思いもよらない危険がほかの業界と比べて多く，物理的な安全や（メスや注射器で怪我をしないなど）のみならず，メンタルヘルス（働く人自身の心の健康）も大切にしなければなりません．そのため組織では安全教育や事故防止に様々な努力をしています．それは各種委員会や研修という形で実施されることもあります．積極的に参画するようにしてください．

安全配慮義務とは

従来は，労働基準法上は明文化されておらず，判例により確立されていた概念であったが，労働契約法に明文化された（2008 年）

労働契約法第五条（労働者の安全への配慮）

使用者は，労働契約に伴い，労働者がその生命，身体等の安全を確保しつつ労働することができるよう，必要な配慮をするものとする

■図 安全配慮義務とは

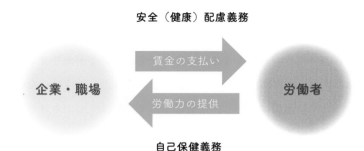

安全（健康）配慮義務

賃金の支払い

企業・職場 ← 労働力の提供 → 労働者

自己保健義務

■図　安全配慮義務と自己保健義務の関係

自己保健義務

　一方で，働くみなさんもそもそも働けるように健康でいなくてはいけないという自己保健義務を負っています．そのため，私傷病で休むことがないよう健康を保ってパフォーマンスを出すように留意してください．

　具体的には，きちんと規則正しい生活を送る，栄養バランスに気をつけた食事をとる等，学生時代にもいわれたようなことに気をつける必要があります．学生時代と違い体調を崩して休み仕事ができないということは，本来あってはならないことなのです．

　体調を崩し，欠勤した際に「給料がその分削られているんだからいいじゃないか」という人がいます．労働契約において上記自己保健義務に反しているので，体調を崩さぬ注意が必要です．しかし，体調不良はコントロール不確かなものともいえます．不調をきたしたとき，その組織のルールにしたがい，十分な支援を受け，回復を目指しましょう．

2　働くうえで知っておきたいハラスメントの知識

　働くうえで知ってほしいのがセクシャルハラスメント（セクハラ）・パワーハラスメント（パワハラ）です．職場は，価値観や物の考えか

た，世代などの違う様々な人たちが仕事という1つの共通な目的のもとに集まっている集団です．したがって，学生時代と違い，気の合わない人や付き合いにくい人ともうまく付き合っていく必要があります．誤解や様々ないざこざがある場合もあるかと思いますが，そういった出来事の一つひとつに過剰に反応し感情的になっていては，ビジネスパーソンとしては失格です．

　大人として，相手の尊厳を損なわないようにしながら嫌なことは嫌と毅然とした態度で伝えられるスキルを習得することも必要となります．その前提のうえで，正しいハラスメントの知識を知っておくことが大切です．

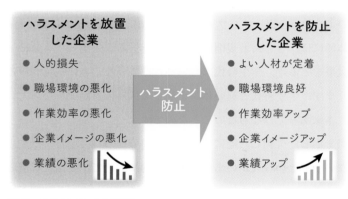

■図　ハラスメントの影響

セクシャルハラスメント（セクハラ）

　セクハラとは，職場において行われる労働者の意に反する「性的な言動」により，労働者が「労働条件について不利益」を受けたり，「就業環境が害される」ことと定義されています．

　職場では当たり前とされていたとしても，**右図**のセクハラチェックリストでおかしいところがないか一度点検してみてください（10につい

ては，特に医療機関という特性上，就業規則などと照らし合わせたり外部関係者への影響も考慮する必要があります）．

男女雇用機会均等法では，

職場において，労働者の意に反する
性的な言動が行われ，

それを拒否したことで解雇，降格，
減給などの不利益を受けること

職場の環境が不快なものとなったため，
労働者が就業する上で見過ごすことが
できない程度の支障が生じること

を「職場のおけるセクシュアルハラスメント」
といいます．

職場とは，〈例えば…〉
▶ふだん働いている場所で…　　▶出張先で…
▶取引先の事務所で…　　　　　▶顧客の自宅で…
▶業務で使用する車中で…　　　▶取材先で…
▶アフターファイブの宴会も（業務の延長と考えられるもの）…

【対価型セクシュアルハラスメント】

〈例えば…〉

□ 出張中の車内で，上司が女性の部下の腰や胸にさわったが，抵抗されたため，その部下に不利益な配置転換をした．

□ 事務所内で，社長が日頃から社員の性的な話題を公然と発言していたが，抗議されたため，その社員を解雇した．

【環境型セクシュアルハラスメント】

〈例えば…〉

□ 勤務先の廊下やエレベーター内などで，上司が女性の部下の腰などにたびたびさわるので，部下が苦痛に感じて，就業意欲が低下している．

□ 同僚が社内や取引先などに対して性的な内容の噂（うわさ）を流したため，仕事が手につかない．

■図　職場におけるセクシュアルハラスメントとは

（厚生労働省 HP
https://www.mhlw.go.jp/stf/seisakunitsuite/bunya/koyou_roudou/koyoukintou/seisaku06/index.html）

1. 「坊や，お嬢さん」「おじさん，おばさん」などと呼ぶ
2. 食事や飲酒にしつこく誘う
3. メールで業務と関係ない個人的内容を何度も送る
4. カラオケでデュエットを強要する
5. 男性関係が豊富，不倫をしていたとの噂を流す
6. 肩を揉むのはスキンシップのうち
7. 酔ったことを理由に，体を触る
8. 会社の帰りに一緒に帰ろうとしつこく誘う
9. 身体を執拗に眺め回す
10. 派手な服装を注意する

■図　セクハラチェックリスト

（厚生労働省：セクシュアルハラスメント対策に取り組む事業主へ）

パワーハラスメント（パワハラ）

　パワハラとは，職場において行われる①「優越的な関係」を背景とした言動であって（**図**），②「業務上必要かつ相当な範囲」を超えたものにより，③労働者の就業環境が害されることをすべて満たすものと定義されています．②の業務上必要かつ相当な範囲を超えたものという考え方がとても大切になります．明らかにあなたを辞めさせるために行っている行為はパワハラになりえますが，一方であなたの成長を願って指導をしている場合は一概にパワハラとはいえないので注意が必要です（**右図上**）．

● 上司から部下
　　　　　　　　　　逆もアリ
● 先輩から後輩

● 同僚間

● キャリアや技能，知識の差

● 雇用形態の違い

● 取引先の力関係

■**図　優越的な関係**

パワハラは6つの類型に分けられています（**右図下**）．

（1）身体的な攻撃（暴行・傷害）
（2）精神的な攻撃（脅迫・名誉棄損・侮辱・ひどい暴言）
（3）人間関係からの切り離し（隔離・仲間外し・無視）
（4）過大な要求（業務上明らかに不要なことや遂行不可能なことの強制，仕事の妨害）
（5）過小な要求（業務上の合理性なく，能力や経験とかけ離れた程度の低い仕事を命じることや仕事を与えないこと）
（6）個の侵害（私的なことに過度に立ち入ること）

書類のミスを指摘
 要望を伝える
＝ 適切な指導

＋

 机を激しく叩く
 人格を否定する
　人間としての尊厳の侵害
　思いやりと敬意の欠如

＝
パワハラ

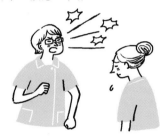

■図　適切な指導とパワハラの線引き

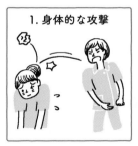
1. 身体的な攻撃

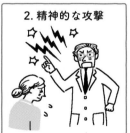
2. 精神的な攻撃

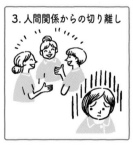
3. 人間関係からの切り離し

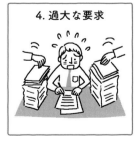
4. 過大な要求

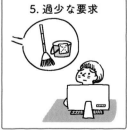
5. 過少な要求

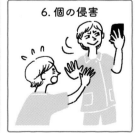
6. 個の侵害

■図　パワハラ6類型

3 パワー・セクシャルハラスメントに該当する可能性がある

　パワー・セクシャルハラスメントに該当する可能性があるときには，まずはそれぞれのハラスメントの定義に当てはまっていないか，記録を取り（日時・具体的な行動含む）確認してみましょう．その際，パワハラの場合，業務上適切な範囲を超えているか否かという視点も大切です．

■表　職場におけるパワーハラスメントの定義

職場で行われる，①〜③の要素すべてを満たす行為をいいます．
①優越的な関係を背景とした言動
②業務上必要かつ相当な範囲を超えたもの
③労働者の就業環境が害されるもの
※客観的にみて，業務上必要かつ相当な範囲で行われる適正な業務指示や指導は該当しません．

　他者からのメッセージが，あなたの成長を願っての行為なのか，それとも単に嫌がらせなのかを一度考えてみてください．そのうえで嫌がらせだと感じた場合は，相談窓口などに相談してみてください．ハラスメント相談窓口では，あなたに不利益が生じないよう十分に配慮したうえで，適切な支援が行われるはずです．自分を守ると共に，働きやすい職場環境を作ることにもつながります．

第2章

新入職員の
仕事術

1 身だしなみと表情

1 医療スタッフにとっての「身だしなみ」って何ですか

　一般的に「身だしなみ」とは，人に不快感を与えないように，言動や服装を整える心がけであり，相手に発する最初のメッセージです．私たち医療スタッフは，ある種の専門性を掲げて社会人となります．「身だしなみ」を整えることは，その専門性に対し，多くを期待する対象者に対する私たち自身の「嗜み<small>たしなみ</small>」でもあり，それは人間関係を築き上げるための，いわばきっかけとなります．

　来院される患者の多くは，様々な苦痛や悩み，不安を抱えています．「こんなことを話したら笑われるかもしれない」，「怒られるかもしれない」，「恥ずかしくて聞けない」など，遠慮したり気後れしたりして，話したいことがあってもなかなか切り出せません．

　「見た目」となる身だしなみは，早期に相手のイメージを作りやすいものです．身だしなみを，適切に整えることで，患者の語りや考えを受け入れるための印象を良くも悪くもします．相手に安心感や信頼感を与えられるよう「見た目」を心がけましょう．

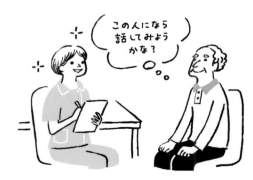

2 おしゃれと身だしなみの違いは何ですか

　「おしゃれ」は自分のためにするものですが，「身だしなみ」は，自分のためだけでなく対象者や職場における社会の一員としても，適切に整えておく必要があります．人の印象は，「第一印象で決まる」という気持ちをもちましょう．

　「人を見た目で判断してはいけない」という言葉は，裏を返せば見た目で判断する人が多いからこその言葉です．あなたに会えてよかったと思っていただけるよう，自分自身の誠実さ，信頼感，責任感を「身だしなみ」から発信することはひとえに医療スタッフである私たちの「責任」に値するのです．

　特にこの「医療」という職種は，自分の個性や能力を発信することよりも，自分が信頼に足る存在であるということを印象づけることが大切な職種であることを意識しましょう．

　過剰な自己アピールは個人の印象に加えて職場全体の印象を悪くしかねません．社会人としての自覚をもち，第一印象は二度とないという気持ちで，いつでもよい印象を与えられるようにしましょう．

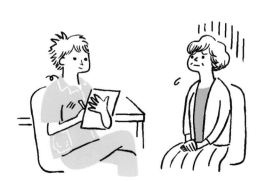
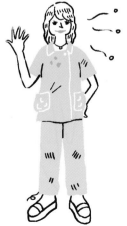

3 身だしなみで気をつけることは何ですか

　「身だしなみ」とは自分で気をつけるものであり，他者から判断されるものです．最高の医療技術を提供するために，または，円滑な人間関係を築きチーム医療を機能させるためにも，まずはそれにふさわしい服装や身だしなみに気を配り，よい印象を形成する必要があります．

　「地味すぎ」は，実際には手抜きと思われることもあります．顔色も悪く見えることもあるでしょう．不健康に思われるのはデメリットですし，手抜きはだらしのない印象にもつながります．

　また，派手な髪型，髪の色，さらに華美なメイクや装飾品の着用などは，他者から見れば自己主張が強くて受け入れがたいと思われることもあります．個性より他者から見て信頼できる印象を形成することが大切です．

　そこで，最優先すべきは清潔感です．清潔感はそれだけでよい印象を与えます．身体は髪や爪の先までいつも清潔に手入れし，自分では気づきにくい臭いや不潔感を防ぎましょう．

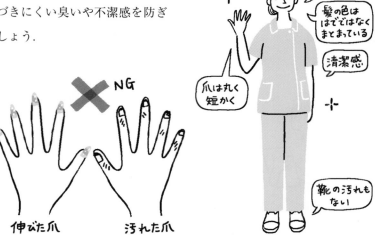

自然な化粧

髪の色は
はでではなく
まとまっている

清潔感

爪は丸く
短かく

靴の汚れも
ない

× NG

伸びた爪　　　汚れた爪

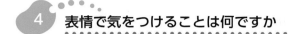

4 表情で気をつけることは何ですか

　医療スタッフと患者，この二者間において認識されたある一定の信頼的心理的な親密性のことを「接近性」[1]といいます．「接近性」の類義語として信頼関係や親近感を意味する「ラポール」があります．　医療スタッフと患者との間で生じる感情の交流において「ラポール」を形成することは，必須条件となってきます．

　私たち人間は頭からつま先までの態度や立ち振る舞いで，コミュニケーションをとっています．もちろん私たちも人間ですから，話すことが面倒くさいときや嫌なときもあるでしょう．しかし，十分に気を配らないと，自分自身の本音や習慣は表情に必ず現れます．ほんの少しの仕草で「信頼できない」と思われることはもったいないことです．ひと手間かけた表情や振る舞いは，相手に与える印象を格段に変えます．言葉では，どんなにやさしい言葉を語っていても目が笑っていないと逆に不信感を抱くでしょう．人はコミュニケーションをとることによって表情で人格や関心，感情に対する情報を伝達しています．表情のうちの「笑顔」は，とても重要なメッセージをプラスしています．「あなたを歓迎します」という，承認や安心のサインにもなり，優しさを表現できることで相手を癒すこともできます．さあ，今日から最高の笑顔を作ることに挑戦してみましょう．

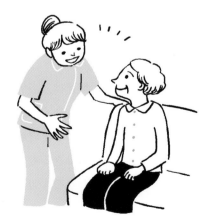

引用・参考文献
1) リッチモンド，V.P・マクロスキー，J.C. 著，山下耕二編訳：非言語行動の心理学
　―対人関係とコミュニケーション理解のために.P. 165, 北大路書房，2006

② 基本的姿勢

---

① 医療人における基本的姿勢

医療スタッフと患者との関わりにおいて「深い関心」をもつことが必要です．この目には見えない「深い関心」は見えないがゆえに見失いがちであり，人によってその深さも異なるでしょう．この基本的姿勢は心の中で思うだけでなく，実際に語ったり，表現することで，その意味に気づきます．

気遣いとは「相手の気持ちを想像し，思いを伝えること」です．来院される患者は，もちろん様々な思いを抱えています．「どのようなご事情なのか」と深入りしなくても，様子を見て状況を察することはとても大切です．まず，患者に対する深い関心をもつこと，そして，そのときその場での関わりを丁寧にすることで，患者との関係性を深めていくことができ，それによって本来的な患者の思いを「聴く」ことができるのです．

患者と医療者との関係は，必ずしも楽しく会話が弾むことでも，友達のように接することでもなく，医療職として正面から向き合い，患者の思いを受け止め，患者の心を理解し，ときには辛いことや伝えづらいことも含めて話すこともできるものです．相手をわかろうとし，深い関心をもち，その都度関わりを大切にしていくことが患者に寄り添う態度の基礎となります．

2 患者に寄り添う姿勢とはどのようなことですか

　患者は，様々な場面において選択を迫られたり，苦悩する状況に対峙しなければなりません．そのことを踏まえ，患者を大切に思い，関心を寄せ，患者が自身の苦しい状況を受け止められるように支えることも大切です．そして，苦しむ患者と真摯に向き合うことは，よりよい人間関係をも生みだします．

　佐藤[1]はわかろうとする態度について「相手のことをわかっていないのだから何もできないという態度では，自ら学ぶことを放棄することになる．大切なことは，わからないからわかろうと挑戦することであり，相手との関係に飛び込むことでわかろうとすることである」と述べています．患者に寄り添うことは，この「わかろうとする態度」が相手に伝わり，そこからお互いの気持ちに動きが生じることではないでしょうか．

　患者をわかろうとする「深い関心」は，ただ思うことや考えることではなく，わかろうとしていることを相手に伝えることです．深く関心をもつことで援助関係を前提とした関係性が促進されていくのです．

　まずは，「どのようなお話でも私は聞けて（聴けて）うれしい」という気持ちを伝えることが大切です．

引用・参考文献
1）　佐藤俊一：ケアの原点─愛する・信頼することへの挑戦．学文社，2008．

3 「話しかけやすい人」になる方法を教えて

　みなさんの周りには明るく，気さくで話しかけやすい人，相談しやすい人はいませんか．このような特徴にある人は，相手に対する「感謝」の気持ちが，しっかりと言葉や表情に現れています．

　これは普段の生活から意識できることでもありますが，注意深く意識しなければできないことかもしれません．　大切なことは，相手への思いやりの心や，敬いの気持ちを「言葉」や「笑顔」に込めることです．そして同じことを伝える場面でも，相手との関係性や状況に応じて，表現を変え，伝える言葉を選ぶ工夫をすると，あなたの想いは他者へと伝わり，その人を動かすことができるのかもしれません．

　表情は，ニコッと笑顔で，さらに「ありがとうございます」「助かります」などといった気遣いのあるメッセージを添えられるとよいでしょう．

　また，精神分析という学問領域では「自分は他者から嫌われているのでは？」と思っているとき，実は自分がその他者を苦手に思っていると考えることがあります．　嫌われているかもしれない人は，もしかすると「話しにくい相手」となってしまうかもしれません．しかし，それは相手が私たちを嫌っているのではなくて，私たちが苦手意識を勝手にもってしまっている結果とも考えられます．　もしもこうしたことに気がついたとき，その苦手意識がどこから生まれてくるのかを熟慮する必要もあるでしょう．

4 基本的姿勢が身につくとどうなる

　人を対象とする職業人となるみなさんは，ほんの小さな気遣いで人との関係を築くことができます．これまで，個性を尊重してくれた学生時代からはガラッと一転し，みなさんは職業人・専門職として働きます．医療現場において，自分の性格やペースなどに気長にじっくりつきあってくれることや，自分のよさを時間をかけて見極めてくれることは非常にまれなことです．

　また，仕事は一人で進めることは決してできません．自己主張をするあまり仕事がうまく運ばなかったり，周りから協力を得られなくなり，いずれ孤立してしまうこともあるでしょう．無理に感じをよくしなくてはいけないというわけではありません．ほんの少しの気遣いで，ある人は周りから「あの人は感じがいい」と思われ，ある人は「あの人は感じが悪い」と思われる，前者は信頼され，後者は孤立化していくこともあるということもよくあります．

　特別なことをするのではなく，少しでも患者に心を寄せることで，患者との関係がうまくいき，信頼関係（ラポール）が生まれるとき，職業人・専門職としての自信は高まり自立が促されます．

　そして基本的な姿勢が身についたとき，余暇を上手に使いながら自己研鑽に励んでください．さらに専門性やスキルが向上し，この専門領域で生き抜くエネルギーに満ち溢れるはずです．

③ 言葉遣い

1 言葉を選ぶ理由は何ですか

医療における人間関係は，医療者と患者・家族，医療者と医療者などという場面が想定され，それぞれの人間関係において，適切な言葉遣いを必要とされます．それぞれに良好な人間関係が成立してこそ，医療は成立するため，良好な人間関係を構築するためにも言葉はとても大切です．

私たちは，言葉を使って相手にメッセージを送ります．言葉遣いは相手に気持ちを伝えるひとつの手段でもあり，状況に応じて適切に用いることは礼儀でもあります．過不足なく敬語が使えることは，相手との信頼関係の形成につながり，また，対人スキルも磨かれ，専門職である自身の自信にもつながります．

言葉遣いは関係性や状況に応じて使い分ける必要があります．使い分けのコツを知りその場にふさわしく失礼にあたらない敬語を自然と使えるようになりましょう．

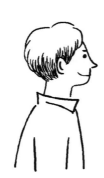
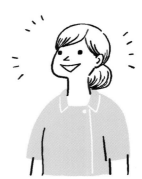

② 言葉を伝えるためのコツは何ですか

　初めて会う人と話すことは緊張するものです．慣れないうちは，話の内容がまとまらず，話しているうちに「何を伝えたかったんだっけ？」と困惑してしまうこともあります．大切なのは，相手にとってわかりやすく，かつ印象よく話すことです．

　きちんと話が伝わる１つ目はハキハキと元気よくメリハリをつけて一語一語，元気のよさを示すことです．また，ワントーン高い声を出すつもりで発声すると力強い張りのある声となり，大切な語尾が小さくならないようにしっかり「言い切る」ということも重要なポイントです．

　言葉としてもわかりやすさは何度も繰り返し練習することで必ず上手になります．また言葉を発するときには，表情に意識を向けることも大切です．言葉を発声する前にまずは口角を上げて微笑んで，その自然な笑顔のまま発声をしてみましょう．表情は相手の心に響きやすくなり，また抑揚のある喋り方は，出来事を印象づけます．

　会話時の表情やテンポなどを相手に合わせると相手は心地よく感じ，安心してコミュニケーションをとることができます．自分本位にならないよう，「合わせる」ことが基本です．

　さらに言葉を伝えるために必要なことは，相手の話を充分に聴く（103頁参照）ことです．相手の思いや言い分を聴くことで，本当に相手が求めていることが何かが理解でき，そのうえで伝える言葉は，相手が求めている言葉に近いものとなり，相手に伝わるものとなります．

3 うまく言葉を選ぶコツはありますか

　感じのいい人は言葉選びが上手です．マイナスな印象を与えるような
内容であっても，言葉をうまく選んで使うことでプラスの印象を与える
ことができる場合があります．表にある例は，もしかすると仕事以外で
使っている日常言葉とは異なる印象があるかもしれません．したがって，
はじめは抵抗もあるでしょう．しかし，どんどん練習して，習慣化する
ことで感じの良い話し方スキルも向上します．

■表　言葉選びの例

否定の言葉を避ける方法	
わかりません ➡	わかりかねます
できません ➡	できかねます
「～でいいです」は否定的に聞こえる	
コーヒーがいいです ➡	コーヒーをお願いいたします
「～ください」は命令形	
お待ちください ➡	お待ちいただけますでしょうか

4 尊敬語・謙譲語・丁寧語の使いこなし方に自信がありません

　医療現場では特に言葉の選択が重要視されます．言葉の選び方は今後
の人間関係（同僚，患者，家族など）にも影響するためです．基本的に
丁寧語を使い，さらに尊敬語，謙譲語も使うことをお勧めします．

　特に尊敬語と謙譲語は，間違ったまま思い込んでしまうこともあるた
め，ここで確認をしましょう．誰が主語なのかを明確にすればわかりや
すくなります．

■表　尊敬語，謙譲語，丁寧語の相違

尊敬語	目上の人を敬う表現「られる」「される」 主語は目上の人	
謙譲語	自分がへりくだる表現で自分を下げる 主語は自分	
丁寧語	日常会話でもよく使い，相手を問わず 使う「です，ます」	

■表　形を変える敬語

普通語	尊敬語	謙譲語	丁寧語
言う	おっしゃる	申し上げる／申す	言います
見る	ご覧になる	拝見する	見ます
いる	いらっしゃる	おる	います
する	なさる／される	いたす	します
来る	いらっしゃる／ お越しになる	うかがう／参る	来ます
知る	ご存じ	存じ上げる／存じる	知っています
わかる	おわかりになる	承知する	わかります
読む	お読みになる	拝読する	読みます
食べる	召し上がる	いただく	食べます

（北條久美子：図解仕事の基本社会人１年生大全．p66-67，講談社，2018）

④ 来客への対応

1 お客様がいらしたときは どのように応対すればいいでしょうか

　受付にお客様がおみえになったら，すぐに立ち上がり「いらっしゃいませ」（医療機関では「こんにちは」かもしれません）と笑顔でお迎えします．ここでは，より一般的な来客への対応について紹介します．

　たいていの場合は相手から名乗り出てくれますが，名前や所属，面会先を言われない場合には「恐れ入ります．お名前をうかがってもよろしいでしょうか」と丁寧に尋ねます．

①お約束のある方

　「田中さんと10時にお約束の鈴木です」というように相手が名乗ってくれた場合には「鈴木様ですね．お待ちしておりました」と笑顔でお応えします．

　可能であれば事前に当日の来訪予定者を共有しておくことで，スムーズにその後のご案内などを行うことができます．

　受付をしたら，担当者が来るまでいったん近くの椅子などに座ってお待ちいただくか，利用する予定の会議室等にご案内します．

　会議室やミーティングブースなどに案内する場合には，「ご案内いたします」と自分が先に立って導きます．相手を振り返りながら，お客様のペースに合わせて誘導するようにしましょう．

②約束はないが立ち寄った顧客（関係者）

　「しばらくお待ちください」といったん間を置いて，担当者に電話等

で来訪の旨を伝えます．面談可能なら「ただいま参りますのでお待ちください」と伝え，そうでなければ「申し訳ございませんが，あいにく会議中でお目にかかれません」等と伝えて，丁寧にお断りします．担当者が在席していても，安易には繋がないよう留意が必要です．

③アポイントのない方（セールスを含む）

事前に約束のないセールスや飛び込み営業に対しては，取り引きのあるお客様とは対応が異なります．

面会担当者が在席していても，勝手に取り次いではいけません．組織ごとのルールにより異なりますが「大変申し訳ございませんが，お約束のない方のお取り次ぎはいたしかねます」とお断りするのがスマートな対応です．

現状ではただの売り込みにすぎない相手でも，将来取引先になる可能性もあります．どんな相手に対しても邪見に扱うのではなく，くれぐれも丁寧に応対するよう心がけましょう．

2 会議室ではどのように座ってもらえばいいですか（上座，下座）

会議室に案内する際には，お客様には職位の順に上座（かみざ）に座っていただき，社内の人間は下座（しもざ）に座るようにします．

室内のレイアウトによって多少異なりますが，基本的には出入口から一番遠い場所が上座，近い場所が下座となります．

また，お客様を誘導する際，部屋の入口で席を指定せずに「しばらくお待ちください」と言ってしまうと，手前の座席についてしまうことがあります．ご案内するときには，必ず「こちらにおかけください」と，具体的に上座の席を指し示すことで相手も着席しやすくなります．

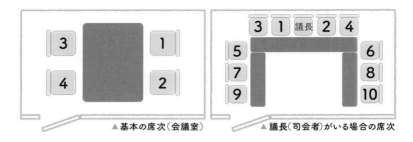

▲ 基本の席次（会議室）　　　▲ 議長（司会者）がいる場合の席次

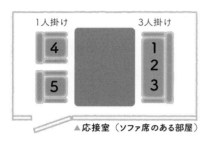

1人掛け　　3人掛け

▲ 応接室（ソファ席のある部屋）

■図　正しい席次

3　お茶出しの作法を教えてください

　会議室にお通しした後のお茶出しは，基本的に相手の右側から行いま
す．お客様の背中側から回り込んで「失礼いたします」と声をかけて，
邪魔にならない位置にそっと置くようにします．なお近年，感染防止対
策などの観点から，コーヒーやお茶をお出しする際には使い捨てのペー
パーカップに入れて提供したり，ペットボトルのままお渡しするケース
も，失礼にはあたらないという風潮に変わりつつあります．

　また，お茶出しの際には素手で持っていくのではなく，ペットボトル
等でもお盆に載せて持っていき，その場で手渡しするのがマナーです．

4 車やエレベーターなどに乗るときに気をつけることは

　乗りものなどでも，それぞれ上座と下座に相当する場所があります．どの場合も，出入口から最も遠い場所が上座になります．

　なお，上座は一番奥の位置になりますので，まずはお客様に先に乗り込んでいただくよう促すのがポイントです．

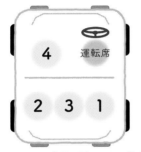

▲ タクシーなど専門の運転手がいる場合

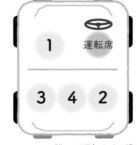

▲ メンバーの誰かが運転をする場合

■図　車やタクシーでの席順

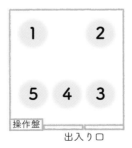

■図　エレベーターでの席順

⑤ 名刺交換

1 何のために名刺交換をするのですか

　ビジネスの場面で初めての人に会うときには，慣習上，それぞれの名刺を取り交わします．このように相手の名前や連絡先を紙ベースでやり取りする行為は，インターネットでメールのやり取りが一般的になった現代では意味のないようにも思えますが，実際には社会人マナーとして根強く残っています．

　これは，名刺交換のもつもう１つの機能として，お互いの第一印象を与えあうきっかけになるということも理由に挙げられるでしょう．基本的なマナーができているか否かが，シンプルな名刺のやり取りからも伝わってくるため，相手が信頼に足る人間かどうかを，短時間で直感的に判断することができるからです．

　つまり，お辞儀の作法や身だしなみ，相手に対するときの表情や姿勢と言葉遣いから受け渡しの所作まで，ビジネスで必要とされる相手への心づかいがきちんとできているかどうかが，名刺交換の一連の動作から判断されるということです．

　１対１の至近距離でのコミュニケーション，このちょっとしたやり取りが今後の関係性を支えることになると考えれば，いい加減な姿勢では臨めないことが理解できるのではないでしょうか．

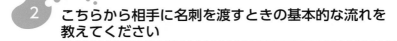 ② こちらから相手に名刺を渡すときの基本的な流れを教えてください

1. 名刺入れから名刺を出して相手の近くに移動します.

　「名刺交換させていただけますでしょうか」と声をかける

　①名刺入れの下に重ねた名刺をまず自分から手渡す

　　「はじめまして. わたくし，○○（組織名）の山田と申します」と社名と名前を名乗りながら，名刺入れの下から名刺を差し出します. このとき，相手の側から文字が読める向きで渡すことを忘れないようにしましょう. 名刺入れの上に重ねるケースもあります.

　②今度は相手から名刺をいただく

　　相手が同じように名刺を差し出してくるので，自分の名刺入れの上に載せるようにしていただく. このとき，名刺に印刷されている文字や会社のマークなどには触れないよう，丁寧に扱うのがポイント.

2. 御礼を伝えて終了する

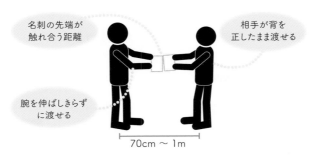

名刺の先端が
触れ合う距離

相手が背を
正したまま渡せる

腕を伸ばしきらず
に渡せる

70cm 〜 1m

■図　相手との適切な距離

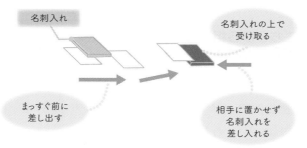

■図　名刺入れと名刺の位置

3 名刺交換をしたあと，もらった名刺はどう扱えばよいでしょうか

　名刺交換の後，会議室などで着席する際には，相手の名刺を名刺入れの上に置いた形で机の上に並べておきます．

　気をつけたいのは，複数の方と名刺交換をした際の置き方です．

　2枚以上の場合には，名刺入れの上に載せるのではなく，**図**のように，机に直接，座席順あるいは左から職位の高い順に並べます．

　また，会議後には名刺入れにしまいますが，自分の名刺と混ざらないように分類しておくことが望ましいです．そのためにも，名刺入れは2つ折りの複数ポケットが付いたタイプをおすすめします．

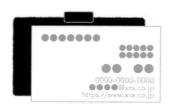

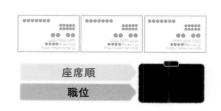

■図　もらった名刺の置き方

4 名刺交換のときに起こりがちなアクシデントの対応方法は

　いくら基本ができていても，想定外のアクシデントが起こることがあります．大事なのはあわてず，落ち着いて対応することが大切です．そして，こうした様子がさらに好感度アップに結びつくこともあります．

①名刺を忘れたときや，手持ちの名刺が足りなくなったら

　うっかり名刺をもってくるのを忘れたり，名刺交換をしているうちに途中で自分の名刺が足りなくなってしまったときには「名刺を切らしてしまい申し訳ありません」と一言お詫びして，お相手の名刺を頂戴します．後日，なるべく早いタイミングで名刺を郵送するのが基本マナーです．

　最近はメールで「先日は大変失礼しました」と改めてお詫びしてから，自分の所属等の情報を伝える方法も増えてきています．

②交換の最中に名刺を落としてしまったら

　複数の方と名刺交換をしていると，いただいた名刺や渡す前の名刺をうっかり手を滑らせて下に落としてしまうことも．そんなとき，前傾してしゃがむように名刺を拾うのではなく，「失礼しました」との言葉を添えながら，名刺の横に立ち，膝を折って垂直にかがむと，スマートに名刺を拾うことができます．

⑥ ビジネス電話・メール

❶ 電話応対の基本について教えてください

　電話をかけるとき，受けて取り次ぐときの基本パターンを覚えておきましょう．

パターン1：かかってきた電話を他の人に取り次ぐ場合

| あなた | 「はい，○○クリニックです」 |

→ 冒頭に「ありがとうございます」や「お待たせいたしました」をつけても可

| 相手 | 「△△（取引先）の××ですが」 |

| あなた | 「△△の××様ですね．いつもお世話になっております」 |

→ 必ず相手の所属と名前を復唱する
聞き取れなかった場合には「恐れ入ります，もう一度お名前をうかがってもよろしいでしょうか」

| 相手 | 「Aさんいらっしゃいますか？」 |

| あなた | 「Aでございますね，ただいま確認いたしますのでしばらくお待ちください」
保留
保留解除
「大変お待たせいたしました．ただいまおつなぎいたしますのでしばらくお待ちください」 |

→ ここでも復唱
お待たせするときは保留ボタン

→ お待たせしたことのお詫びから入る

パターン2：かかってきた電話の取り次ぎ先が不在の場合

あなた 保留解除
「大変お待たせいたしました．申し訳ございません，あいにくAは外出しておりまして，本日こちらに戻る予定はございません．お差し支えなければお電話するよう申し伝えますが，いかがいたしましょう」

> 冒頭にお待たせしたことへのお詫び．
> 離席，会議中等の際には
> 「あいにくAは席をはずしております」
> 「あいにくAは15時過ぎまで会議に出席しております」等．
> その際は「戻り次第お電話するよう〜」

相手 「はい，お願いします」

あなた 「では，××様のご連絡先のお電話番号を伺えますでしょうか」

> 折り返し電話でもよいかを相手に確認する

相手 「03-1234-5678です」

あなた 「ありがとうございます，復唱いたします．03-1234-5678ですね．Aに連絡つき次第，ご連絡するよう申し伝えます．お電話ありがとうございました」

> ここでも復唱

パターン3：電話を自分が取り次ぐ場合

あなた 回ってきた電話を引き継いで
保留解除
「お電話代わりました，Aです．××様，ご連絡ありがとうございます」

> 声だけだと代わったことがわかりにくいこともあるので，必ずひと言添える．

パターン4：こちらからかける場合

あなた 「お世話になっております．○○クリニックのAと申します．××様はおいでになりますでしょうか」

> 第一声は「お世話になっております」が定番．名乗りと話したい相手の名前をコンパクトに伝えること．

2 ビジネス電話での受け答えで注意すべき点を教えてください

電話は声だけのコミュニケーション．相手に誤解や不快な気分を与えないよう，言葉選びに十分注意することが必要になります．

①相手の声が聞き取りにくいとき

「お電話が少し遠いようです」「電波の具合がよくないようです（携帯電話からの通話の場合）」と告げてから

「申し訳ございませんが，こちらからおかけ直したいのですが，よろしいでしょうか」といったん電話を切ってもらいます．

②伝言を承るとき

取り次ぎ先の担当者が不在の際には，伝言があればひと通りうかがって「復唱させていただきます」と言われた内容を改めて伝えます．

それに続けて，最後に「私，Ａがうけたまわりました」と必ず自分の名前を名乗り「Ｂにお伝えいたします」と伝言先の相手の名前も添えましょう．

③相手が名乗らないとき

こちら側の担当者名だけしか告げられていないときには「恐れ入りますが，お名前をお聞かせいただけますか」とお願いします．

④間違い電話がかかってきたとき

間違いではないかと思ったら「こちらは０３－１２３４－５６７８ですが，お間違いないでしょうか」とこちらから確認しましょう．

3　わかりやすい伝言メモのフォーマットは

要件だけではなく，電話を受けた日時や自分の名前なども忘れずに！

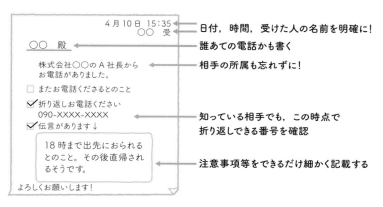

図　伝言メモの例

4　仕事で使う電子メールの基本フォーマットはどんなものですか

①宛名

直接対応してほしい相手のメールアドレスを記入します．

② Cc

情報共有しておきたい相手のメールアドレスを記入します．相手側でも自分の側のアドレスでも構いません．なお，Cc はカーボンコピー（複写）の略称．

③ Bcc

相手方には知らせたくないけれど，情報共有が必要なメンバーなどのメールアドレスを記入します．ここに記入したアドレスは，宛先／

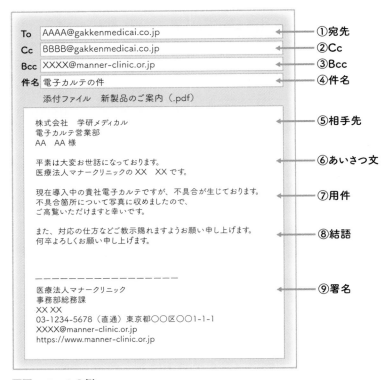

To	AAAA@gakkenmedicai.co.jp	①宛先
Cc	BBBB@gakkenmedicai.co.jp	②Cc
Bcc	XXXX@manner-clinic.or.jp	③Bcc
件名	電子カルテの件	④件名

添付ファイル　新製品のご案内（.pdf）

株式会社　学研メディカル
電子カルテ営業部
AA　AA 様　　　　　　　　　　　　　　　　　⑤相手先

平素は大変お世話になっております。　　　　　　⑥あいさつ文
医療法人マナークリニックの XX　XX です。

現在導入中の貴社電子カルテですが、不具合が生じております。　⑦用件
不具合箇所について写真に収めましたので、
ご高覧いただけますと幸いです。

また、対応の仕方などご教示賜れますようお願い申し上げます。　⑧結語
何卒よろしくお願い申し上げます。

————————————————
医療法人マナークリニック　　　　　　　　　　　⑨署名
事務部総務課
XX XX
03-1234-5678（直通）東京都〇〇区〇〇1-1-1
XXXX@manner-clinic.or.jp
https://www.manner-clinic.or.jp

■図　メールの例

Cc の相手には見えません．Bcc はブラインドカーボンコピー（見え
ない Cc）の略称．

④件名

　　メールの内容について記入します．できるだけ短く，端的に主旨が
伝わるよう具体的な内容にします．誰からのメールかわかるよう，カッ
コ付で自分の所属名や氏名を入れることもあります．

⑤相手先

　　相手先の所属と氏名をフルネームで記入します．会社名は略さず，

正式名称を記入しましょう．ただし，何度かやり取りを繰り返す場合，途中から相手の名前だけにすることもあります．

⑥あいさつ文

相手先が社外の場合には「お世話になっております．」，社内の場合には「おつかれさまです．」等とするのが一般的です．

続けて自分の所属と氏名を名乗ります．

⑦用件

最初に何についてのメールかを書き，その後に説明を続けます．長くなる場合には，改行をつかって段落ごとに要旨をまとめます．

⑧結語

説明に続けて，結びのあいさつを記載します．「ご不明な点がございましたら下記までご連絡ください．」「よろしくお願い申し上げます．」等と，丁寧に文を終わらせます．

⑨署名

氏名，会社名，部署名，電話番号，郵便番号・住所，メールアドレス，会社 Web サイトへの URL などを読みやすく配置します．

メール送信アプリに定型で保存できるので，自動的にメール末尾に表示されるよう，設定しておくとよいでしょう．

5 メールを書くときに間違いやすい点について教えてください

①メールの場合，いったん送信してしまうと，基本的に取り返しがつきません．送信する前に宛名や内容の不備がないか，十分見直してから送信ボタンを押してください．

メール本文を仕上げたら，あわてて送らずに，しっかり推敲してか

ら相手先のアドレスを記入するようにすると，誤送信が減ります．

②メールの返信は，受信したその日の就業時間中に行うのがマナーです．
　尋ねられたことに対してすぐに回答ができない場合には，「確認して
　明日（あるいは返信可能なタイミング）改めてご連絡申し上げます．」
　等，受信して対応中であることを伝えましょう．

③添付ファイルを同時送信する場合，相手に送るべきファイルが正しく
　添付されているかどうかを，送信前に添付したファイルをクリックし
　てみて，必ずチェックします．

　　間違って他のファイルが添付されていたり，添付漏れがないように，
　丁寧に確認しましょう．

7 指示・命令

1 指示・命令とは

　広辞苑では，指示とは，「指図をすること」[1]，命令とは，「上位の者が下位の者に言いつけること」[1] とされています．業務を行うとき，上司や先輩からの指示・命令が発端となることが多くあります．指示・命令を出す媒体としては，紙，電子，口頭などが想定されます．ここでは，上司から部下に，口頭で，指示・命令を出すことを例に，業務における指示・命令の受け方，出し方について考えていきましょう．

　例えば，あなたが病棟勤務の看護師だったとして，上司から，「新患（新しい患者）さんの測定，早めにやっておいてね！　終わったら報告して！」と指示・命令があったとします．あなたは，業務を行えそうですか？　指示・命令の受け手，出し手はそれぞれどのような工夫をすればよいのでしょうか？

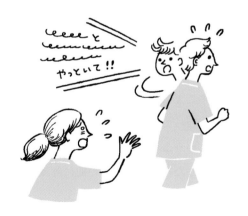

引用・参考文献
1）広辞苑第7版．新村出（編），岩波書店，東京．2018

2 指示・命令を受けるときには どのようなことに気をつければよいですか

　指示・命令を受けるときには，ただ指示・命令を聞くだけでなく，聞きながら情報を整理し，受けた後には，認識のずれがないか確認することが必要です．

　情報を整理するためには，指示・命令を聞きながら，業務を遂行している自分をイメージすることをお勧めします．もし，業務を遂行している自分をイメージすることができなければ，イメージできない部分について質問をしましょう．

　先に挙げた「新患（新しい患者）さんの測定，早めにやっておいてね！終わったら報告して！」という指示・命令を受けた場合，新患の誰か，測定とは何の測定か，早めとは具体的にいつまでか，報告は誰にすればよいのか，口頭か，それとも診療録への記載をするのかがわかれば，業務を行うことができるのではないでしょうか．つまり，これらについて質問をする必要があるのです．

　指示・命令を受けた際には，出し手との間に，認識のずれがないか確認することも大切です．例えば，「301 号室の A さんの血圧測定を今すぐおこなって，カンファレンス前までにカルテに記載すればよいのですね」というように，指示・命令を復唱し，自分が理解した内容と，出し手が出した指示・命令との間に認識のずれがないかについて確認するようにしましょう．

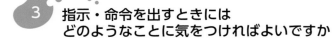

3 指示・命令を出すときには どのようなことに気をつければよいですか

　指示・命令の出し手が，これくらいの言い方で伝わるだろうと思っていても，受け手がイメージ通りに指示・命令を理解しているかはわかりません．指示・命令を出す際には，以下の点に配慮することをお勧めします．

　まず，受け手が業務をイメージしやすいように，指示・命令に，① what（業務の内容），② why（業務の目的），③ who（担当者），④ when（期限），⑤ where（業務を行う場所），⑥ how（方法）など，必要な情報が含まれているか，確認をしてから，指示・命令を出すようにしましょう．

　また，あいまいな語や指示語は認識のずれを招きやすいので，使用する際には注意が必要です．例えば「早め」と指示・命令を出した場合，今すぐと捉える人もいれば，明日までと捉える人もいるかもしれません．できるだけ具体的な語で伝えるとよいでしょう．

　さらに，指示・命令を出した後には，受け手に，理解できたか，わからないことはないか確認しましょう．受け手は質問することを遠慮してしまうかもしれません．ぜひ，指示・命令の出し手から，「わからないことはない？」と確認してみましょう．

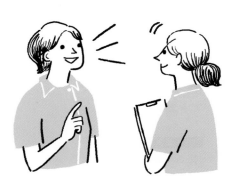

4 意欲を高めるために どのような指示・命令の出し方をすればよいですか

　指示・命令は業務の発端となります．業務は，嫌々行うより，意欲的に行った方がよいと思いませんか？　そこで，意欲を高める，指示・命令の出し方について考えてみましょう．

　行動を行うと思うときには，その行動を行ったらどうなるか（結果予期），行わなかったらどうなるか（リスク認知），その行動を実行できるという自信（セルフ・エフィカシー）の影響を受けるといわれています[2]．

　したがって，指示・命令を出す際には，その業務の目的や見通しを併せて伝えましょう．また，いきなり難易度の高い業務の指示・命令を出すのではなく，受け手が自信をもって業務を行えるように，難易度を調整することも必要かもしれません．

　行動を実行できるという自信（セルフ・エフィカシー）を高める要因の１つに，自分にとって重要な他者からのことば（言語的説得）があります[3]．業務において指示・命令の出し手は，受け手にとって重要な他者です．指示・命令を出すときに「あなたならできる」や「あなたが適任」という一言を加えたり，指示・命令どおりに業務を行えた際に「あなたに任せてよかった」などのちょっとした一言を加えましょう．そうすれば，指示・命令の受け手は，「よし，やろう！」と意欲を高めることができます．

引用・参考文献
1) Schwarzer R：Self-efficacy in the adoption and maintenance of health behavior: Theoretical approaches and a new model. Washington, DC, Hemisphere Publishing Corp.1992
2) Bandura A ：Self-efficacy: Toward a unifying theory of behavioral change. Psychological Review, 84, 191-215.1977

8 教わる・教える

1 教える・教わるとは

　何かを教わったとき，よく理解できない，あるいは記憶に残らないと「あの人の教え方が下手だから」と思いがちです．もちろん，教え方にはコツがあります．しかし，教わり方にもコツがあるのです．

　これまで，講義形式，対話形式（グループワークなど），個別形式（臨地実習など）など，様々な形式で，医療の知識・技術・態度などを学んできたと思います．教えるより，教わる機会が多かったかもしれません．これからも，上司・先輩から業務を教わります．さらに，これからは，患者やご家族の方に教える機会もあることでしょう．

　学生のうちは，講義形式や対話形式の経験が多かったかもしれません．これからは，プリセプター制度や患者指導など，個別形式で教える・教わる機会が増えると思います．

　そこで，ここでは，個別形式の場面を想定して，教える・教わる際のコツについて考えてみましょう．

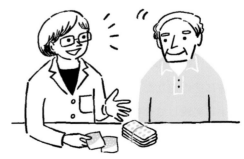

② 教え上手になるにはどうしたらよいですか

　教え方が上手な先生は，どのような教え方をしていたでしょうか？それを思い出せばきっと教え上手になれると思います．

　まず，教わる人のニーズを確認してください．何に困っているのか，何を教わりたいと思っているのかを知りましょう．

　教える前段階として，教える内容をよく理解していなくてはいけません．したがって，教える前には，伝えるべき情報を整理して，予習をしておきましょう．相手の理解度にあわせて，説明を始める段階や言葉を替える必要があります．慣れてくれば臨機応変に対応できるようになりますが，慣れるまでは，様々なパターンを想定して，教え方を考えておくとよいでしょう．

　教える際には，信頼関係が重要です．信頼してもらえるような態度（言葉，表情，動作）で臨みましょう．教えるといっても，決して教える側の立場が上ということはありません．相手を尊重して，高圧的な態度にならないように気をつけてください．また，場合によっては教える側が教わる側より年下というケースもあります．もちろん年齢によらずですが，教える側であっても相手への敬意を忘れない努力が必要です．

　技術や態度を教える場合には，山本五十六が言っていたとされる「やってみせ，言って聞かせて，させてみせ，ほめてやらねば，人は動かじ．」が，まさにその通りだと思います．まずは自分がやってみせて，説明を加え，相手に実践してもらい，さらにフィードバックをしてみてください．

③ 教わり上手になるにはどうしたらよいですか

どんな人になら「教えたい」と思えるでしょうか？　例えば，部活や
バイトの後輩に教えた経験はありませんか？　思い出してみましょう．

まず，教わる際の態度として，上司や先輩に対して，教えてもらうこ
とへの感謝を忘れないでください．教え方があまりうまくない上司や先
輩もいるかもしれませんが，時間を割き，善意で教えてくれているケー
スもあります．「ありがとう」の気持ちで教わりましょう．また，上司
や先輩方からすると，言われたことを聞くだけの消極的な人より，積極
的に聞いてくる人の方が，より教えたいと思うでしょう．ぜひ，積極的
な態度で教わってください．

前述のように，教わる側が年上というケースもあるでしょう．しかし，
教える側は経験者であり先輩です．教える側にとってあなたが「教えた
い人」になることが大切です．

次に，どこまでわかっていて，何がわからないのかを整理しておきま
しょう．業務時間には限りがあります．教わりたいポイントが明確になっ
ていれば，その点に限って，より深く教わることができるでしょう．

また，教わる際には，メモを取ることをお勧めします．特に新人のう
ちは，教わることが多く，すべてを記憶することは難しいでしょう．メ
モに残しておけば，何度も同じことを教わる必要がなくなり，教える側
も教わる側も業務効率が上がります．

次に，メモの取り方について，確認してみましょう．

4 メモを取るときに気をつけることはありますか

　メモを取る目的は，記憶の補助の他にも，情報の整理，情報の共有などがあります．業務内でメモを取る機会は，研修，会議，申し送り，バイタルサインの記録など，多々あると思います．記録を残すことができる媒体には，紙（メモ帳，ノート，付箋），電子メモパッド，パソコン，ボイスレコーダー，カメラなどがあります．まず，目的や業務内容に合った媒体を見つけておくとよいでしょう．記録に残す際に，許可が必要な場合もあるので注意してください．ここでは，医療現場で使用頻度が高い，紙にメモを取ることを想定して話を進めます．

　メモを取る際には，メモを取る目的を確認し，そのために必要な情報をメモするようにしましょう．メモを取ることに必死になりすぎて，理解や業務遂行が疎かになってしまっては本末転倒です．バイタルサインの記録や当日の業務スケジュールのように，あらかじめメモを取る内容が決まっている場合には，フォーマットを作っておくことをおすすめします．

　メモを取った後には，できるだけ早く見直し，読めない，あるいは，わからない点がないか確認します．後になると，「あれ？　なんて書いたっけ？」ということが起こりかねません．

　最後に，個人情報の保護に配慮してください．医療スタッフがメモを取ることの中には，疾患名，カンファレンスの内容など，患者情報を含む場合があります．氏名等，個人を特定できる情報の記載は控えましょう．もし，そのメモを誰かが拾ったとしても，誰のことが書かれているかわからないようにしておくとよいでしょう．必要がなければ，患者情報が書かれたメモは，職場（病院，施設等）から持ち出さないようにしてください．

⑨ 報告・連絡・相談

1 報告・連絡・相談とは

報告・連絡・相談とは業務を遂行するうえで必須のコミュニケーションで，頭文字をとって，報連相（ほうれんそう）と略されることがあります．

まず，それぞれの意味について確認しましょう．報告とは「ある任務を与えられたものが，その遂行の状況・結果について述べること」[1] です．すなわち，指示・命令の受け手が，出し手に行います．連絡は「相手に通報すること．相互に意思を通じあうこと」[1] で，関係者に情報を知らせることです．相談は「互いに意見を出して話し合うこと．また他人に意見を求めること」[1] です．

いずれも，業務効率を上げることに役立ちます．さらに，問題の発生を未然に防ぐことや，何か問題が起きてしまった場合でも早期に解決することに役立ちます．

報告・連絡・相談，それぞれのコツについて考えていきましょう．

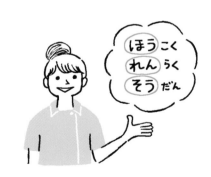

引用・参考文献

1） 広辞苑第7版．新村出（編），岩波書店，東京．2018

2 報告のコツは何ですか

　報告とは，先に述べたように，「ある任務を与えられたものが，その遂行の状況・結果について述べること」[1]で，指示・命令の受け手が，出し手に行います．したがって，報告をする相手は，指示・命令の出し手に限ります．指示・命令の出し手以外の上司や先輩に報告をすると，伝言ゲームのように内容が正しく伝わらなかったり，指示・命令の出し手まで情報が伝わらなかったりする可能性があるので注意しましょう．

　報告のタイミングについて指示・命令がない場合でも，業務の終了時，1日の終わり，業務の目途がついたところなどで，報告をするようにしましょう．何か問題が生じた場合には，すぐに報告をしてください．（問題が生じたときに，指示・命令の出し手が不在だった場合には，他の上司や先輩に相談をしましょう）

　報告の際には，相手の都合を確認します．例えば，「○○について報告したいのですが，今，お時間よろしいですか？」というように聞くとよいでしょう．緊急でない場合には，「後にして」や「メールで」と言われることがあるかもしれません．そのときにはその指示に従ってください．

　また，長々と報告をするのではなく，要点をまとめ，結論から先に伝えるとよいでしょう．そうすることで，報告を受ける側は内容を理解しやすくなります．

引用・参考文献
　1）広辞苑第7版．新村出（編），岩波書店，東京．2018

連絡のコツは何ですか

連絡は「相手に通報すること，相互に意思を通じあうこと」[1] で，関係者に情報を知らせることです．

連絡の手段は，口頭（個別，朝礼等のミーティング），電話，メール，掲示，回覧板などがあります．簡単な連絡や緊急の連絡には口頭や電話が有効です．数字が関わったり，記録に残しておく必要がある場合にはメールや文書を用います．

連絡をするときには，その情報を知らせるべき関係者全員に伝わるように配慮しましょう．メールを送信しただけだと，見ていない場合があるので注意が必要です．ミーティングで伝える場合には，議事録に残し，欠席者にも伝わるようにしましょう．掲示や回覧板などを使用する場合には，閲覧したかチェックする表を添付し関係者全員に伝わったことを確認するとよいでしょう．どの手段を用いるか，どの範囲にまで連絡するかについて，迷った場合には，上司や先輩に相談をしましょう．

連絡は，できるだけ自分で行うことが望ましいです．他者を介した場合，情報が正しく伝わらないことが危惧されます．連絡の内容は，私見を含まず，事実のみを伝えます．また，曖昧な語を使用せず，情報が正確に伝わるようにしましょう．

メールなど，ネットワークを用いた連絡では，どの程度個人情報の記載が認められるか，組織によって異なるケースもあるので注意が必要です．

引用・参考文献
1） 広辞苑第7版．新村出（編），岩波書店，東京．2018

4 相談のコツは何ですか

相談は「互いに意見を出して話し合うこと．また他人に意見を求めること」[1] です．

困ったことや疑問が生じたときには，すぐに相談しましょう．わからないまま悩んでいたり，間違った方向に進めてしまうことは業務効率を低下させます．医療現場では，患者の不利益につながってしまうこともあります．判断を求めるような相談は，関係する上司や先輩にするようにしましょう．同僚の方が相談しやすいかもしれませんが，わからない者同士で悩んでいることは解決につながりません．

相談をする際には，何に困っているのか明らかにし内容を整理してから臨みましょう．例えば，「B さん，最近元気がないと思いませんか？」と相談されても，何に困っているか不明確で解決策を導くまでに時間がかかります．「B さん，退院が近いのに，ベッドで寝ている時間が多いんです．活動量を上げるために何かできないでしょうか？」と端的に相談すれば，相手は相談ごとを理解しやすくなり「先生とリハスタッフに病棟リハの処方を依頼してみようか！」などと解決策をアドバイスしてもらうことができるでしょう．

相談は，困ったことや疑問が生じたときだけではなく，業務改善案を思いついたなど，ポジティブな内容でも行います．遠慮せずに，どんどん相談をして業務効率の向上を図りましょう．

引用・参考文献
1） 広辞苑第 7 版．新村出（編），岩波書店，東京．2018

⑩ タイムマネジメント

1 タイムマネジメントとは

　タイムマネジメントとは，限られた業務時間を効率よく使い，目標達成のために仕事をコントロールすることです．上手なタイムマネジメントは，健康度や仕事の満足度の向上，ストレスの軽減と関連することがわかっています[1]．

　超過勤務（残業）をすれば，多くの業務をこなすことができるかもしれません．しかし，睡眠や余暇の時間が削られ体調を崩したり，ストレスがたまったり，仕事が嫌になったりするでしょう．これによって業務の質が下がります．医療スタッフの場合，業務の質の低下は患者の安全に影響を及ぼします．また，超過勤務は，離職につながることもあります．実際，24歳以下の看護職員の退職したい理由の1位に「勤務時間が長い・超過勤務が多い」が挙がっています[2]．せっかく就くことができた仕事なのだから，楽しく続けたいと思いませんか？

　このように，医療スタッフにとって，タイムマネジメントは，非常に重要なスキルなのです．

引用・参考文献
1) Claessens B J C, vanEerde W, Rutte C G: A review of the time management literature. Personnel Review 36(2):255-276, 2007
2) 公益社団法人 日本看護協会：2021年度「ナースセンター登録データに基づく看護職の求職・求人・就職に関する分析」結果
https://www.nurse.or.jp/up_pdf/20221121171629_f.pdf より 2022年12月27日閲覧

　タイムマネジメントというと，業務のみに着目しがちですが，よりよい業務を行うためには，業務外の時間をどのように過ごすかも大切です．医療スタッフは，患者の生活の質（Quality of Life；QOL）を高めることが仕事です．自分の QOL が維持されていなければ，患者の QOL を高めるサポートなんてできないと思いませんか？

　ストレス解消のために，ショッピングをしたり，カラオケに行ったり，おいしいものを食べたりすることもよいでしょう．リラックスするために，温泉に入ったり，ストレッチをしたりすることもよいでしょう．家族との時間を大切にすることもよいでしょう．自己研鑽のために，勉強会に行ったり，本を読んだりすることもよいでしょう．

　自己研鑽は専門職として求められる活動です．業務時間外であるからといってまったく業務と関係ない日々を送ることができるかというとそうではありません．みなさんが労働者として従事するのであれば，その責務を果たす責任があり，専門職だからこそ，その責任は業務時間外の自主的な研鑽に依拠するのです．

　定期的に，なりたい自分になるために必要なことや，自分に合ったストレス解消法，好きなことなど振り返っておくことをお勧めします．業務外の時間を有効に使って，よりよい業務を行えるようにしましょう．

3　タイムマネジメントをするためにどうすればよいですか

　まず，抱えている業務を洗い出してみましょう．病棟勤務の看護師であれば，毎日のルーティン（入院患者の受け入れ，バイタルサイン測定，診療録の記載，清拭，トイレ誘導，配膳など）の他，委員会やカンファレンス，カンファレンス資料の作成，看護計画の立案，学会発表の準備などが挙がるかもしれません．さらに，コール対応などタイミングが読めない突発的な業務も加わることでしょう．

　突発的な業務以外は，どの業務に，どれくらいの時間がかかっているのか，あるいは，かかる見込みなのかを確認してみましょう．時間がかかりすぎている業務があれば，効率を上げる方法を考えてみましょう．

　業務の洗い出しができたら，優先順位をつけていきます．優先順位のつけ方については，次頁で詳しく説明します．

　業務外の時間の過ごし方について考えたり，業務の洗い出しをしてみると，「やりたい」「やろう」と思っていても，なかなか行えていないことが見つかるのではないでしょうか？「やりたい」「やろう」と思っていても，約半数の人は実際に行動できていないそうです[2]．次に，「やりたい」「やろう」と思ったことを実行するためのスキルを紹介します．

引用・参考文献

1）　Sheeran P: Intention-behavior relations: A conceptual and empirical review. European Review of Social Psychology, 12, 1-36.2002

11 優先順位

1 「やりたい」「やろう」と思ったことを行うためにはどうすればよいですか

　「やりたい」「やろう」と思ったことを実際に行うためには,「やりたい」「やろう」と思ったことの計画を立てることをお勧めします. 計画とは,いつ, どこで, だれと, どのように行うかという行動計画と, その行動を行うことが困難であった場合に, どのように対処するかという対処計画のことです[3].

　例えば, 業務時間外に英語の学習をしようと思ったとします. そうしたら,「帰宅後, 自分の部屋で, ひとりで, 海外ドラマの DVD を吹き替えなしで 30 分見る」というように行動計画を立てておきます. いつの部分は, 既に習慣化された行動や必須の行動に関連づけるとよいとされています. 対処計画を立案するときには, まず, 行動を行うことが困難になる場面を考えます.「疲れていてすぐに寝たい」「その時間に見たいテレビ番組がある」などが挙げられるかもしれません. 次に, それらに対する対処方法を検討します.「疲れてすぐに寝たいときには, ベッドに寝転んで洋楽を聞く」や「見たいテレビ番組があるときには, 次の日に 1 時間行う」という感じです.

　このように, 行動計画や対処計画を立てておくと,「やりたい」「やろう」と思った行動をはじめ, 継続できる可能性が高くなります. 業務外でも業務でも使えるスキルなので, ぜひ行動計画と対処計画を立ててみてください.

引用・参考文献
1) Schwarzer R：Self-efficacy in the adoption and maintenance of health behavior: Theoretical approaches and a new model. Washington, DC, Hemisphere Publishing Corp.1992

2 優先順位をつけるためにはどうしたらよいですか

　業務の優先順位をつけることは，タイムマネジメントに必須です．それでは，どのように優先順位を決めればよいのでしょうか．

　よく利用されているのが，アイゼンハワーマトリクスです．これは，重要度の高低と緊急度の高低の4つの領域に業務を分類する方法です（図）．

　Aは重要度も緊急度も高い業務，Bは重要度は高いが緊急度は低い業務，Cは緊急度は高いが重要度が低い業務，Dは重要度も緊急度も低い業務です．重要度と緊急度を決める判断に迷った場合，医療現場では，患者の安全を第一に考えてみるとよいでしょう．

　1枚の付箋に1つの業務を書き，洗い出した業務分，付箋を作成します．紙にマトリックスを書いたら，AからDの領域に付箋を貼って，業務を分類してみましょう．

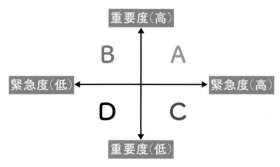

■図　重要度と緊急度による分類

3 重要度と緊急度で業務を分類したら どの順で取り組めばよいですか

　まず，A（重要度も緊急度も高い業務）から行いましょう．この領域の業務が最も優先順位が高いです．

　次に，B（重要度は高いが緊急度は低い業務）を行うか，C（緊急度は高いが重要度が低い業務）を行うか迷うかもしれません．ここが優先順位をつけるうえで大切なポイントです．B（重要度は高いが緊急度は低い業務）は，緊急度は低いですが，長期的に取り組むことで価値の出る業務です．また，この領域の業務を先延ばしにしているとA（重要度も緊急度も高い業務）に移行して，切羽詰まってしまうこともあります．蔑ろにしないようにしましょう．C（緊急度は高いが重要度が低い業務）の業務に追われていると，行なうべきB（重要度は高いが緊急度は低い業務）が行えなくなってしまいます．C（緊急度は高いが重要度が低い業務）について，効率を上げることはできないか考えてみましょう．

　D（重要度も緊急度も低い業務）は，最も優先順位が低い業務です．行なわなくてもよい業務であれば，上司や先輩に相談したうえで，なくしてしまいましょう．また，自分でなくてもできる業務であれば，他の人に任せることを考えてみましょう．

4 **重要度と緊急度による分類で同じ領域に分類された
業務にはどのように優先順位をつければよいですか**

重要度と緊急度でAからDの領域に分類した際に，同じ領域に複数の業務が分類される場合があります．より重要である，あるいはより緊急であるなどで優先順位をつけることができればよいのですが，順位づけが難しい場合には，さらに，業務の難易度と見込まれる効果や成果によって分類してみましょう．

1は難易度が低く高い効果が見込まれる業務，2は難易度は高いが効果も高い業務，3は難易度が低く効果も低い業務，4は難易度が高いが効果が見込めない業務です．この場合，1から順に優先順位をつけるとよいでしょう（**図**）．

これらの分類に時間がかかりすぎては意味がありません．直感でパッと分類してみてください．

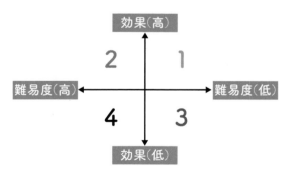

■**図 効果と難易度による分類**

5 優先順位をつけたらどうすればよいですか

優先順位がつけられたら業務スケジュールを立ててみましょう.

まず，期限がある業務は，いつまでに終わらせるべきか，どのくらいの期間を要するのか明確にしましょう．途中，体調不良や新規の業務の追加があるかもしれないので，余裕をもって期間を設定することをお勧めします.

次に，月間あるいは週間スケジュールに毎日のルーティン以外の業務を入れ込みます．期間を要する業務は矢印で必要期間を示すとわかりやすいです．これで，その日に何を行うべきかが見えてきます.

その日に行うべきことが確認できたら，1日の業務スケジュールを作成してみましょう．業務内容を書くだけでなく，所要時間を矢印で示すと空き時間が見え，業務の追加がしやすくなります．業務に慣れるまでは，図のようにルーティンをあらかじめ記載しておき，ルーティン以外の業務（その日に追加された業務や期限のある業務など）を追記するとスケジュールを立てやすいと思います.

業務が終わったら，二重線で消したり，チェックを入れたりしましょう．次にやることがわかりやすくなるだけでなく，終わったことが目に見えると達成感があります.

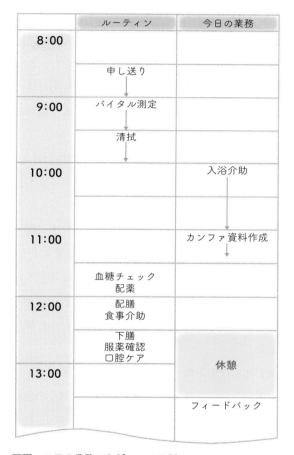

	ルーティン	今日の業務
8:00		
	申し送り	
9:00	バイタル測定	
	清拭	
10:00		入浴介助
11:00		カンファ資料作成
	血糖チェック 配薬	
12:00	配膳 食事介助	
	下膳 服薬確認 口腔ケア	休憩
13:00		
		フィードバック

■図　1日の業務スケジュールの例

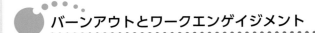

バーンアウトとワークエンゲイジメント

　バーンアウトとは燃え尽き症候群と呼ばれるもので，かつてから看護領域において盛んに研究が進められてきました．やってもやっても自身の理想に追いつくことができずに燃え尽きてしまう（続けるエネルギーが枯渇してしまう）状況を指すものです．

　たとえば，高い理想とやる気に満ち溢れて入職した新人職員さんが，自分自身の思った通りに仕事ができずに（言い換えると，自分の理想に追いつくことができずに），何かをする元気もなくなってしまうという状況がバーンアウトといえます．高い理想をもち仕事に励むことはとても大切なことですが，バーンアウトしてしまっては元も子もありません．もしもバーンアウトに陥りそうになったとき，ぜひ理想を確認してください．エラーが許されない職場ではありますが，その理想通りに仕事が進むとも限りません．場合によっては理想そのものの転換が必要になることもあります．

　バーンアウトと相反する概念に，ワークエンゲイジメントと呼ばれるものがあります．これは，仕事に対するポジティブな心理状態を指します．具体的には「熱意」「没頭」「活力」から構成される概念ですが，それぞれが高い状態が職業的アイデンティティを高め，メンタルヘルスを向上させることにつながります．仕事に熱意をもち，没頭することができ，高い活力を維持できることが，ワークエンゲイジメントが高い状態です．そして，ワークエンゲイジメントを高めるためには，職場の環境調整や心理的支援の拡充，それに加えて，私たちが有する理想と現実とのギャップを埋めることも必要不可欠です．

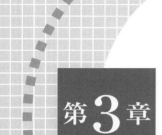

第3章

コミュニケーションスキル

① ロジカルシンキング

① ロジカルシンキングとは何ですか

　ロジカルシンキングとは，客観的な根拠をもとに論理的に筋道を立てて結論を導く思考プロセスです．教育の世界で重視されているクリティカルシンキング（ある事柄を検討する際の，論理的かつ根拠に基づいた偏りのない内省的な思考）と区別して使われています．ロジカルシンキングと聞くと一見難しそうに聞こえますが，トレーニングを積み重ねることで身につけることができます．

　社会人になると根拠に基づいた説得力のあるコミュニケーション能力が求められますが，論理的に考えることができなければ論理的に話をすることはできません．ロジカルシンキングは，効率的に仕事をしていくうえで欠かせないものであり，論理的に思考するための方法や考え方が数多く開発されています．

　まずはロジカルシンキングの基本となる演繹法と帰納法について説明します．次に，論理的に思考するための概念として MECE（Mutually Exclusive Collectively Exhaustive）を紹介します．その後，物事を体系的に分類・整理するための方法として，ロジックツリーについて見ていきます．

2 演繹法と帰納法とは何ですか

演繹法も帰納法も論理的に思考するために有効な方法ですが，考え方の流れが異なります（図）．演繹法は，前提となる法則やルールをもとに結論を導き出す考え方です．有名なものとしては，すべての人はいつか死ぬ→ソクラテスは人間である→よってソクラテスはいつか死ぬという三段論法があります．

一方，帰納法は，複数の事象をもとに共通点を見出したうえで，結論を導き出す考え方です．例えば，「ドラッグストア A・B・C のどこに行ってもマスクが売り切れている」という複数の事象をもとに「世の中でマスクが品薄状態にあるだろう」という結論を導き出すというものです．

演繹法は，前提となる法則やルールが間違っている場合に，結論も間違ったものになってしまいます．また，帰納法は，選んだ事象が間違っていたり，共通点の見出し方に飛躍がある場合には，結論が間違ったものになってしまいますので注意が必要です．

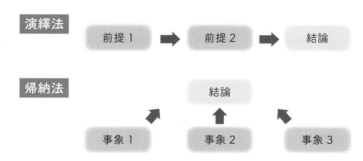

■図　演繹法と帰納法

3　MECE とは何ですか

MECE とは，Mutually Exclusive Collectively Exhaustive の略語で，物事を分類する際に，相互にモレやダブりがない状態のことを指しています．経営コンサルティング会社のマッキンゼーが作ったといわれています．物事を考える際に，まずはその全体像を把握する必要がありますが，全体像を把握する際に，抜け落ちている部分や重複している部分があると混乱して，全体像を把握することができません．そのような状況では論理的に考えることは困難です．その際に，MECE の概念を使って，モレやダブりがないかを考えながら全体像を把握していきます．

例えば，医療機関での研修を，新入職員研修，中堅職員研修，管理者研修といったように階層に分けて整理するといったことです（**図**）．物事の全体をモレやダブりなく適切に分類・整理することは論理的に思考するための第一歩となります．

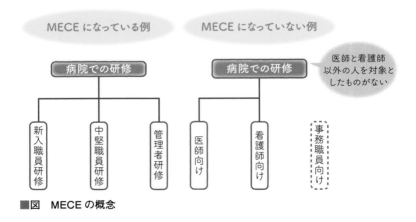

■図　MECE の概念

4 ロジックツリーとは何ですか

　MECE の概念を意識しながら物事を体系的に整理する方法にロジックツリーがあります．

　具体的には，物事の全体を階層に分けて整理していくもので，物事の構成要素で分解して作る What ツリー，問題に対する原因を探る Why ツリー，問題に対する解決方法をあげていく How ツリーがあります（**図**）．ロジックツリーを作るときには MECE を意識することが大切です．つまり，図の中分類や小分類のところにモレやダブリがなく適切に分類されているかどうか考えながら作成する必要があります．

　もちろん，ここで示している分類の仕方はあくまでも一例であり，他の切り口で分類していくことも可能です．

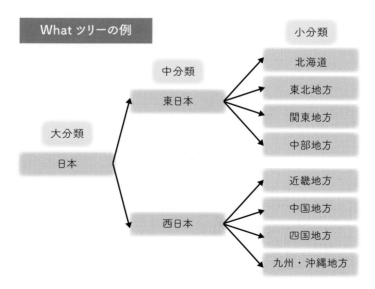

Whatツリーの例

大分類
日本

中分類
東日本
西日本

小分類
北海道
東北地方
関東地方
中部地方
近畿地方
中国地方
四国地方
九州・沖縄地方

↓次ページに続く

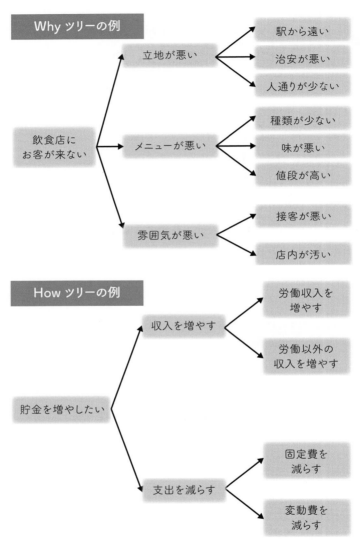

■図　ロジックツリー

② ローコンテクストと ハイコンテクスト

① コンテクストとは何ですか

　コンテクストとは，文脈や背景のことであり，様々な国によるコミュニケーションの違いを考える際に用いられる概念です．例えば，海外旅行をした際に現地の人とのやり取りで，すれ違いが生じてしまい戸惑った経験はないでしょうか．いわゆるカルチャーショックと呼ばれるような経験です．

　近年，多様な文化的背景をもつ人々と仕事を含め，コミュニケーションをとる機会（いわゆる異文化間コミュニケーションをとる機会）が増えてきていますが，コンテクストという概念は，その際に覚える違和感やうまくいかない原因を説明する際に用いられます．

　このコンテクストは文化に根付いており，私たちは日々の生活の中で，自分がどのような文化で育ってきているのかを意識することはほぼないため，気づかないうちに自分の中に植えつけられています．そのため，同じ文化で育ってきた相手とコミュニケーションをとる際には同じコンテクストに基づいたやり取りのため，違和感が生じることは少ないですが，異なる文化で育ってきた相手とコミュニケーションをとる際には，コンテクストが異なることによるコミュニケーションの離齬が生じやすいといわれています．多様な文化的背景をもつ人々と円滑にコミュニケーションをとっていくためには，コンテクストについて理解を深めていることが重要です．コンテクストの種類として，ローコンテクストとハイコンテクストがあります．

2 ローコンテクストとハイコンテクストとは どのようなものですか

　ローコンテクストとハイコンテクストは，ホール（1976）の異文化モデルの中で示されたものであり，コンテクストの共通性が低い文化か，高い文化かによって区別されます．コンテクストの共通性が低い（ローコンテクスト）ということは，コミュニケーションをとる両者に共通の言語や価値観が共有されていないために，いわゆる暗黙の了解が通用しづらい状況に陥ります．そのため，抽象的な表現よりも正確ではっきりとした表現を用いることが求められます．

　一方で，コンテクストの共通性が高い（ハイコンテクスト）ということは，共通の言語や価値観が共有されているため，暗黙の了解に基づいてコミュニケーションが成立しやすい状況になります．そのため，明確に表現するよりも曖昧さを残した表現が好まれやすいです．ローコンテクストな文化として代表的な国は，アメリカやフランス，ドイツなど，ハイコンテクストな文化として代表的な国は日本や韓国，インドネシアなどが挙げられます．

ハイコンテクスト文化　　　　ローコンテクスト文化

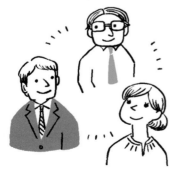 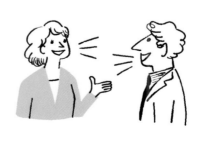

空気を読む文化　　　　　　　言葉で伝え合う文化

3 よいコミュニケーションとは何ですか

　コンテクストが異なると，コミュニケーションの成立のしやすさが異なるということから，コミュニケーションの良好さはコンテクストに依存するといえます．メイヤー（2015）はローコンテクストとハイコンテクストの文化におけるよいコミュニケーションの違いについてまとめています（**表**）．

■**表　コンテクストの違いによるよいコミュニケーションの違い（メイヤー，2015）**

ローコンテクスト	よいコミュニケーションとは厳密で，シンプルで，明確なものである．メッセージは額面通りに伝え，額面通りに受け取る．コミュニケーションを明確にするためならば繰り返しも歓迎される．
ハイコンテクスト	よいコミュニケーションとは繊細で，含みがあり，多層的なものである．メッセージは行間で伝え，行間で受け取る．ほのめかして伝えられることが多く，はっきりと口にすることは少ない．

　ローコンテクストな文化に属する人にとっては，ハイコンテクストな文化に属する人は秘密主義であり，効果的なコミュニケーションがとれないと感じやすく，一方で，ハイコンテクストな文化に属する人にとっては，ローコンテクストな文化に属する人はわざわざ言わなくてもすでにわかりきっていることを過度に説明しているように感じるでしょう．

　コミュニケーションをとる際に，相手がどのような文化で育ってきたのかということを意識することは，円滑なコミュニケーションのために重要であると考えられます．ローコンテクストとハイコンテクストは専門職の専門性によっても特徴づけられるといえます．みなさんの専門性はどのようなコンテクストをおもちでしょうか？　次に文化の異なる人と出会った際に問われる資質である異文化対処力について説明します．

4 異文化対処力とは何ですか

　渡辺（2002）は，海外で仕事をする際に，文化的背景の異なる人や社

会にうまく適応し，コミュニケーションをとることのできる資質について，山岸・井下・渡辺（1992）が作成した異文化対処力のモデルを紹介しています．異文化対処力とは，異文化と対応するときに求められる「カルチュラル・アウェアネス」，「自己調整能力」と仕事をするときに求められる「状況調整能力」，そしてそれらの中核となる「感受性」によって構成されています（**表**）．

■**表　異文化対処力を構成する要因**（渡辺，2002をもとに作成）

感受性	文化面においての感受性や共感性など
カルチュラル・アウェアネス	自文化（自己）への理解（自分の国の文化への理解など） 非自民族中心主義（相手国の現地人に対する尊敬など） 外国文化への興味（相手国の文化に対する関心など）
自己調整能力	寛容性（心理的ストレスに対処する力など） 柔軟性（異文化への適応性など） オープンネス（開かれた考え方など）
状況調整力	コミュニケーション（言語能力や意思疎通への積極性など） 対人関係（対人関係を確立し維持する能力や複雑な対人関係の理解力など） マネジメント（仕事を管理する能力やトラブル処理能力など） 判断力（客観的判断力や特定状況での反応など） 知的能力（知的興味や観察力など）

　重要なのは，文化的背景の異なる人や社会と遭遇した際に，それを受けとめ（感受性），両者のコンテクストの違いに気づき（アウェアネス），自身の文化的背景に固執するのではなく，調整することができるのかであり，この力は，グローバル化の進んだ現代において，国内で仕事をする際にも求められるものといえるでしょう．また，みなさん専門職集団でコンテクストが異なる場合には，多職種で共有することができる共通言語を用いることも必要です．

引用・参考文献
1）　エリン・メイヤー：異文化理解力—相手と自分の真意がわかる　ビジネスパーソン必須の教養（田岡恵ほか監訳）．p47-83, 英治出版, 2015
2）　渡辺文夫：セレクション社会心理学22　異文化と関わる心理学—グローバリゼーションの時代を生きるために．p55-75, サイエンス社, 2002

③ バイアス

① バイアスとは何ですか

　バイアスとは，物事や人に対する見方の偏りのことです．初対面に人と出会ったとき，「この人はやさしそう」「この人とは話が合いそうにない」といったように，その人のことをほとんど知らないにもかかわらず判断してしまうことはないでしょうか．先入観や思い込みをもとに人や物事を判断することは，場合によって間違った判断を導くことがありますが，私たちは無意識のうちに様々なバイアスに基づいた判断をしてしまいます．

　まずは，わかりやすい例から考えていきましょう．日本人は律儀で真面目，スペイン人は陽気，A 型は几帳面，O 型はおおらかといった特定の集団やカテゴリーに対してもつ固有のイメージのことをステレオタイプと呼びます．特に，血液型による性格診断は私たちにとってなじみが深いのではないでしょうか．

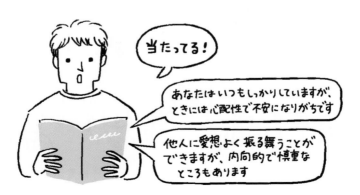

なお，血液型による性格診断のように，誰にでも当てはまるような内容について自分に当てはまっていると考えてしまう傾向のことをバーナム効果といいます．ステレオタイプ自体がすぐに問題につながるわけではありませんが，そこにネガティブな感情が入ると偏見となり，偏見に基づいたネガティブな行動は差別となります．このように，ステレオタイプやバーナム効果はバイアスの原因にもなります．次は，集団へのバイアスである内集団バイアスについて見ていきましょう．

2　内集団バイアスとは何ですか

　まずは，集団について説明します．集団とは，①複数の個人から構成される，②共通の目標や課題がある，③メンバーが相互作用を行う，④地位や役割があるという条件を満たすもののことを指します．これは単なる集まりである「集合」とは区別されています．

　私たちは様々な集団に所属していますが，自分が所属している集団のことを内集団と呼び，それ以外の集団のことを外集団と呼びます．

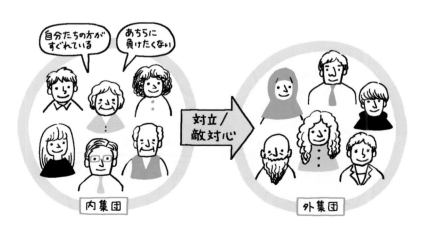

　内集団バイアスとは，自分の所属している内集団のほうが外集団よりもすぐれていると評価するバイアスのことです．内集団バイアスが生じる理由は，基本的に私たちは自分の自尊心（自分自身に対する肯定的な態度で，セルフエスティームと呼ばれます）を維持・向上することを望んでいるためです．自分たちが所属している集団の評価を高めることによって，自分の評価を高めようとします．

　内集団バイアスが強まると，外集団への対抗意識が高まり，そのことが集団間の対立を生じやすくさせるので注意が必要です．次は，バイアスを生じさせる原因にもなるスキーマについて見ていきましょう．

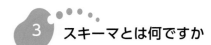

3　スキーマとは何ですか

　スキーマとは，一人ひとりがもつ物事を理解する際の基盤を提供する知識の固まりのことです．私たちは新しい情報を目にしたときに，自分自身がすでにもっている知識を使いながらその情報を理解しようとします．なぜなら，スキーマを用いて情報を処理する方が一から処理するよりも負担が少ないためです．スキーマを用いることは情報をスムーズに理解するために有益ですが，これがバイアスを生じさせることもあります．

　例えば，「○○さんは，お笑い芸人です」と言われると，その人は「明るく，社交的な人なのではないか」と考えてしまうかもしれません．これはお笑い芸人というスキーマをもとにその人を見ているからです．しかし実際には「暗く，内向的」であるにもかかわらず，仕事としてステージに立っている間はそのように振る舞っているだけかもしれません．

　このように，私たちがもっているスキーマは必ずしもすべてに当てはまるというわけではありません．そして，私たちは「明るい」「暗い」「社交的」「内向的」など様々な特徴が組み合わさった存在です．

右余白（縦書き）：

3章

コミュニケーションスキル

つまり，明るく，社交的な人はどんなときにも常に明るく，社交的なわけではなく，時と場合によっては暗く，内向的な側面ももち合わせているものです．しかしながら，その人がもつ特定の特徴によって，その人全体の印象が決められてしまうことがあります．このように，ある特定の特徴や情報から全体の印象を決定づけてしまうことをハロー効果と呼びます．

例えば，成績の良い学生は社交性や誠実性も高いと判断され，成績の悪い学生は社交性や誠実性が低いと判断されるというようなことはハロー効果の例です．

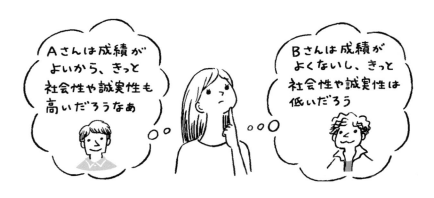

4 バイアスには他にどんな種類がありますか

誰かを判断するときだけではなく，物事が生じた原因の理由づけ（推測）についてもバイアスは生じます．物事の原因を推測することを原因帰属と呼びますが，原因帰属には，その原因を能力や努力といったように自分の内的な側面に求めることを内的帰属，運やそのときの状況というように自分ではなく外側に求めることを外的帰属と呼びます．この原因帰属に関連したバイアスについて見ていきましょう．

まずは「基本的な帰属の誤り」です．これは個人の行動の原因について推測するときに，能力や性格などのその人の内的なものの影響を過大評価して原因を帰属する一方で，状況や環境といった外的なものの影響を過小評価することです．具体的には，仲の良い同僚 A が組織の目標を達成したとき，「A さんは能力が高いから，こんな劣悪な環境であっても成功するんだ」と評価することなどが挙げられます．

　また，成功した場合には自分の力によるものであると内的帰属を行い，失敗した場合には運の悪さや他人のせいといったように外的帰属を行う「自己奉仕的バイアス」，自分が観察者であるときは，その人の内的なものが原因であるという内的帰属を行うが，自分が行為者である場合には内的ではなく外的帰属を行う「行為者−観察者バイアス」などがあります．これらは，自身がインシデントを起こしたときには環境が原因と外的に帰属し，他者がインシデントを起こしたときには，他者が原因と内的に帰属することが例として挙げられるでしょう．

　これらからいえることは，私たちは相対的に自分自身については甘く，他人には厳しい認識をしがちであるということです．

④ 傾聴とカウンセリングマインド

① カウンセリングとカウンセリング・マインド

　カウンセリングという言葉は様々な領域で用いられる言葉です．「相談を受けること」や「助言すること」を意味するものですが，特に心理的支援を行うようなカウンセリング（ここでは心理カウンセリングとしましょう）では，傾聴することや共感することがとても大切です．

　心理カウンセリングは，大きく，開発的カウンセリングと治療的カウンセリングに大別されます．開発的カウンセリングとは，対象者の成長や自己実現をお手伝いするようなカウンセリングです．また，治療的カウンセリングは対象者のもつ問題を解決・改善することを目指したカウンセリングで，したがって，医療スタッフたちに共通して求められることは，特に開発的カウンセリングの能力を獲得することといえます．

　しかしながら，医療領域における専門家たちがすべて「心理カウンセラー」になる必要がある訳ではなく，よい医療を提供するためには，各専門職の職能を土台としたカウンセリング・マインドをもつことがとても重要です．

　カウンセリング・マインドとは，支援や治療の対象者を理解しようとする気持ちや，その姿勢と考えてよいでしょう．また，カウンセリング・マインドを十分にもつことで，その対象者たちを理解するスキルが向上するともいえます．

　次は，対象者を理解するスキルとして，傾聴や共感を紹介します．

2 傾聴ってどうするの

　傾聴とは，その名の通り，「耳を傾ける」ことです．ただし，耳を傾けるだけでは傾聴にはならないこともあります．大切なのは，話をしている相手が「十分に耳を傾けてきかれている」という体験を提供することです．

　また，「きく」ときには，「聞く」でも「訊く」でもなく，「聴く」ことが求められます．「聞く」ことは何となく聞くという姿勢も含まれ，「訊く」ということは詰問するという姿勢も含まれます．相手のもっている悩みや想いを，批判することもなく，誘導することもなく，評価することもなく，十分に受け止めて理解することが「聴く」というプロセスです．

　仮に，みなさんの前に悩んでいる知り合いがいたとして，みなさんにその悩みをもちかけたとしましょう．話をきいていると「それはちょっとおかしいな」「こうしたほうがよいのではないだろうか」など，私たちの経験に基づく最適解（私たちにとっての最適解）を提案したくなることはないでしょうか？

　そして，最適解と思われる方法を知り合いに投げかけると，「いや・・・」「でも・・・」「だって・・・」と埒が明かないと感じることがあるかもしれません．これは，決して埒が明かないのではなく，相手がもっている考えと私たちが最適だと思っている方法が不一致であるからこそ生じる現象です．すなわち，ここでは聴くというプロセスは生じておらず，私たちの勝手ともいえる方法（私たちにとっての最適解）を押し付けてしまっている可能性もあります．

　傾聴は，相手がもつ複雑で混沌とした思いを整理するプロセスです．ここでは，私たちの価値観から生じる考えを相手に提供する（押し付ける）ことは最大限避ける必要があるでしょう．

一方，心理カウンセリングのプロセスでは，「助言」に近いことをすることがあります．教科書的には「カウンセリングでは助言をしない」といわれることも多いのですが，心理カウンセリングであっても，傾聴して相手の考えや想いを十分理解したうえで，必要である助言はするケースもあります．

　具体的には，非常に辛い症状をもっていて日常生活に支障をきたしている場合など，適切な治療機関を紹介すること，などが該当します．非常に辛い症状をもちながら，それに傾聴するだけでは，何の意味もありません（ただし，傾聴を通して治療的効果が生じ，辛い症状が軽減するという可能性はゼロではないので，場合によっては傾聴が意味を成すこともあるでしょう）．

　さて，前ページで紹介したカウンセリング・マインドをもちながら傾聴するとき，何ができるでしょうか？　医療機関でとても忙しく働く中で，かつ，その組織にあるルールを遵守し，職業的な役割を果たすことが求められる中で，ともすれば「え？　そんな暇ないよ」と思われがちですが，まずは相手を遮らずに聴く態度を示してみてください．

　仮に堅く冷え込んだ対人関係が存在するのであれば，傾聴というスタイルを取り入れることで，その関係性は少しだけでも暖かいものに変わる可能性があります．

3　共感することとは

　傾聴と同様にカウンセリング・マインドをもって対人関係を築こうとするとき，共感することもとても大切な姿勢といえます．共感は，同感や同情ではありません．よく「あたかも自分のことであるかのように，相手の立場に立つこと」と説明されます．

例えば，川に人が流されていたとしましょう．みなさんがこの人を発見したとき，どのように助けるでしょうか？　助けないという選択肢もなくはないのですが，ここでは助けることを前提としましょう．

ある人は，飛び込んで助ける，ある人は近くにある浮きになるものを投げ込むと答えたとします．飛び込んで助けるスタイルは「同感」や「同情」に該当すると考えてください．また，近くにある浮きになるものを投げ込んで助けるスタイルは「共感」です．「同感」や「同情」では，一緒に流されるリスクを負います．

一方で，「共感」では，一緒に流されることはなく，助ける側は，片足は陸地に足をしっかりつけて，片足で川の流れを感じ取り，自分が安定していることを担保したうえで引き上げるという姿勢を取ります．

このように「共感」は自分自身が巻き込まれることなく，相手の心情を十分に理解し，感じ取り，問題の渦中から引き上げるといったニュアンスがあります．

また，自分で引き上げることができない場合，他の専門家にリファー（紹介）することも必要不可欠です．川の話でいえば，救急隊員を呼ぶということになるでしょう．

4　共感はどうすればできる

私は心理専門職として心理カウンセリングを担当して十数年が経ちますが，今でも「共感することはとても難しい」と感じています．こうした中，少しでも共感することができると，クライエントや患者がよりよくなる（成長したり自己実現したり，問題解決をしたり）という体験も数多くします．

このように何年たっても難しい共感ですが，共感するには少々コツが

必要です．前に紹介した傾聴と似たような話ですが，自分自身がもつ価値基準を用いて他者を理解・評価しないということが共感を促します．共感は「あたかも自分のことであるかのように他者の立場に立つ」ことなので，ここでは，相手の価値基準を十分に理解し，それを使ってシミュレーションするというプロセスが求められます．

したがって，「相手の価値観を知ること」も必須です．相手の価値観を知るとき，私たち自身がどのような価値観をもっているのかを理解しておくことをお勧めします．

例えば，自分自身があることで深く悩んだ経験があり，その経験がまだ昇華し切れておらず，また，それが自分にとっての現時点での大きな課題だったとします．そして，こうした大きな課題の場合，知らず知らずのうちに，「あまり触れたくない」「目を背けていたい」ということもあるかもしれません．

こうした中，自分と同じような課題をもった人が，その課題を自分に伝えてきたとします．そうすると，自分自身にとっても大きな課題なので，客観的立場から冷静に相手の話を聴くことが難しくなってしまう可能性もあります．こうした状態が「同感」や「同情」です．自身と同様あるいは類似した課題を抱えている他者に傾聴や共感をする必要がある際，「自分はこうした課題をもっているのかもしれないな」と理解してみてください．大きな課題なので，すぐに解決できない（または，あえて解決しない）ことは当然です．そっと箱の中にしまい，温めておき，解決できるときが来たらそれにチャレンジするということで十分です．

ただし，傾聴や共感をする相手の課題に巻き込まれないためにも，「自分はこうした課題をもっているんだ」という理解をしてみましょう．不思議なことに，自分の課題を解決していなくても，理解していることで，他者に傾聴・共感して寄り添うことができるのです．

　さて，自分自身の価値観（上の例では，課題と表現しましたが，価値観はこうした人生の課題から構築されるものですので，課題を積み重ねる体験は，価値観を作り上げるものといえます）を理解すると，相手の価値観を理解し受け入れ，それを使ってシミュレーションがしやすくなります．

　極端な例ですが，宝くじで 10 億円を当てた友達が「ねぇ，バイト見つからないんだよ」と言ったとき，プライベートな関係では「10 億あればバイトなんてしなくていいよ！」と返答するかもしれません．共感するとは，どのような境遇であったとしても「アルバイトが見つからない」と悩んでいることを扱うことです．

5　理想と現実との不一致

　人間が不適応な状態や緊張した状態にあるとき，自己が不一致であると考え，安定した状態は自己一致の状態であると考えます．Ｃ．ロジャーズという非常に有名な研究者・実践家が来談者中心療法という心理療法の基盤に置いた考え方です．自己には現実自己と理想自己があり，その２つの一致度が高い場合に，心理的安定が促されるという考え方です（図）．

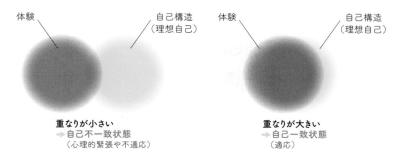

体験　　　　　　　　自己構造
　　　　　　　　　　（理想自己）

体験　　　　　　　　自己構造
　　　　　　　　　　（理想自己）

重なりが小さい
➡ 自己不一致状態
（心理的緊張や不適応）

重なりが大きい
➡ 自己一致状態
（適応）

カウンセリングでは，体験と自己構造の一致を促し，適応をクライエントとともに目指す．

■図　自己の一致と不一致

現実自己とは，自分自身が現実にしている体験であり，理想自己とは，「〜であるべき自分」「〜でなくてはならない自分」など，堅く凝り固まった自分といえます．

　したがって，ここでの理想とは輝かしい目標とは異なり，自分自身を苦しませる可能性もある頑なな自分といえるでしょう．そして，自己が不一致の状況では，燃え尽き症候群（バーンアウト）に至る可能性も考えられます．本来「〜であるべき自分」が現実には上手く行かないということを継続的に体験することで，頑張る元気もなくなってしまうという状態です．

　このようなとき，ぜひ「〜であるべき自分」や「〜でなくてはならない自分」が本当にそうなのか，確かめてください．実は傾聴や共感を体験することで「〜であるべき自分」以外の自分が見つけられる可能性があるのです．

　また，みなさんの職場で燃え尽き症候群に陥っている方がいれば，ぜひ，その人に傾聴・共感してください．こうしたプロセスが職場の健康度を高める秘訣です．

5 コーチング

1 コーチングとは何ですか

　コーチングとはコミュニケーションを通じて，相手のやりたいことや目標を明確にし，それを達成するために必要な行動を促進することを目指すコミュニケーション手法です．相手の話を聴き，質問することによって，相手の気づきを促します．目標達成に必要な知識やスキル，考え方を自らで導き出し，行動することを目指します．

　コーチングでは，「答えは相手がもっている」と考えます．そのため一方的に教えられるものではなく，自ら問題解決策を見出していくことをサポートしていきます．

　つまり，コーチングは「相手の自発的な行動を促すコミュニケーションの技術」であるといえます（**図**）．

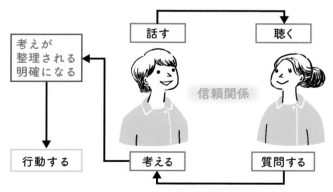

■図　コーチングの手法

また，コーチングの主な目的は，以下の3点です．

①コミュニケーションを通して，相手の考えやもっている能力を引き出すこと
②そのことを通じて相手が自分で目標を立てられるようにすること
③その目標に向かう行動を促進すること

コーチングをよいものにするために，コーチとクライエント（コーチングを受ける相手）との信頼関係を構築することが重要です．

2 コーチングを理解すると何がいいのですか

コーチングを医療現場で活用することにより，患者の目標や意欲，もっている強みや可能性を引き出すことにつながります．患者に対してコーチングの理論や技法を用いてかかわった場合，患者のモティベーションがあがり，行動が促進され，療養生活によりよい変化をもたらします．

コーチングを活用することで，適切な目標設定につながり，患者の自己効力感（セルフ・エフィカシー）が高まります．自己効力感とは，自分がもつ知識や技能によって影響を与えることができるという期待や自信のことで，自分が行動をうまく実行できるという「効力期待」と行動を起こせば結果が得られるという「結果期待」によって構成されています．

生活習慣病をもつ患者の食事や運動習慣の変化，リハビリテーションに取り組む患者の意欲向上など，コーチングのスキルを活用することによって，患者の自発的な行動を促すことができます．

そしてコーチングは，医療チーム内でも活用できます．コーチングは

対人関係を円滑にするコミュニケーションスキルでもあるためチーム内でのコミュニケーションが円滑化し，仕事が効率的に行えるようになったり，チームワークがよりよくなることが期待されます．

　このように，コーチングについて理解することは，患者にとっても，医療スタッフにとってもメリットがあるといえるでしょう．

3　コーチングの考え方ってどういうものですか

　コーチングで用いるモデルや理論は様々ありますが，ここでは行動論的コーチングの GROW モデルを紹介します．

　GROW は英語で「成長する，育つ」という意味をもち，Goal/Reality/Options/Will の頭文字を取ったものです．GROW モデルに基づいたコーチングでは，相手に尋ねることで，目標（Goal）を明確にします．目標が明確になったら，現在の状況（Reality）について把握します．目標達成に向けて，現在の位置を確認し目標までの道筋を考えます．また目標を達成するために障害となっているものがないか明らかにします．

　現状の把握ができたら目標達成の方法（Option）を一緒に考え，最も現実的でベストと思える選択肢を選び出します．最後に選んだ選択肢を，より具体的な行動へとつなげるための行動計画を一緒に考え，実行していく意思（Will）を確認します．コーチングを進める中で，G→R→O→Wの流れ通りに進んでいくとは限りません．ときには前のステップに戻りながら，進めます（図）．

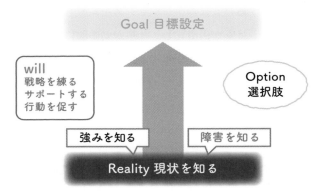

■図　GROW モデルに基づいたコーチング
（西垣悦代ほか：コーチング心理学概論，ナカニシヤ出版，2015 をもとに作成）

4　コーチングに必要な基本的なスキルは何ですか

　コーチングには「聴くスキル」と「動かすスキル」が求められます．聴くスキルは，カウンセリングで用いられる方法と共通しているものが多く，相手が用いたキーワードを繰り返したり，話を要約して確認したりするなどのスキルがあります．動かすスキルは行動志向的な要素が含まれており，情報を提供したり，励ましや称賛をしたりするスキルなどが含まれます．

　また，コーチングでは設定した目標がモティベーションを向上させ，成果につながることがとても重要です．設定した目標の内容を検討する際に有効となる考え方に「SMART の原則」があります．

　Specific（具体的であること），Measurable（測定可能であること），Attainable（達成可能であること），Realistic（現実的であること），Time-based（時間や期限の基準があること）の頭文字を取ったものですが，この 5 つを満たすように目標を設定することで，モティベーショ

ンを向上や成果につながります.

　対象者の気づきを促すために「質問するスキル」もコーチングには重要です. 問い詰めて責めるような質問にならず, 肯定的で未来に向けた質問を投げかけることが求められます.

　また, 相手の考えや思いを聞くことができるオープンクエスチョンを活用することも有効です. 質問する際には「ソクラテス式質問」を意識するとよいでしょう.「そのことについて, もう少し説明してくださいますか?」と相手の考え（訴え）を明確化したり,「いつもとおっしゃいましたが100回中, 何回くらいのことですか?」と数値化するような質問を投げかけると相手の気づきが促されます.

　ソクラテス式質問とは相手の考えを確かめ, より深めたり, 別の考え方・見方, 新たな解決策や対処法を見つけるための質問方法です. 質問を通して相手の気づきを促します. 質問をする際には相手が非難されたと感じてしまうような言葉は使わないようにすることが大切です.

⑤　コーチングは自分自身にも生かせますか

　これまで患者に対して用いるコーチングや医療チームの中でのコーチングについて紹介しましたが, 自分自身にもコーチングの考え方やスキルを活用することが可能です. コーチングを自分自身に応用することにより, 自分の成長や人生設計を考えることができ, 目標を達成するための有効なツールとなります.

　まず「あなたなら, どうしますか」という考えを深めていく質問を自分自身に投げかけてみましょう. そうすることで考える力が育ちます. そこから現在の自分自身の状況を書き出してみると, 求めている自分の姿に近づくためには何が必要なのかを考えることができます. これはセ

ルフ・コーチングと呼ばれ，自分自身の目標や行動計画を考えていく際に非常に有用です．自分の理想とする姿や最高の自分をイメージして具体化していくことが大切です．

　社会人になると自分自身で目標を設定することや，成長するための行動計画を立案することが求められます．そのようなとき，コーチングの考え方やスキルが役に立つかもしれません．今後，あなた自身がどのようなキャリアを積んでいきたいか，どのような医療スタッフになりたいのか，ぜひ考えてみましょう．目標を明確にして取り組むことが大切です．

　また，当初の目標が達成できない状況や目標自体が変わるなどといった状況に出くわすこともあるでしょう．こうしたとき，原点に立ち返り，新たな目標に向かいスタートするためにもコーチングのスキルは役に立ちます．

6　ピア・コーチングって何ですか

　ピア・コーチングとは，知識・技術の洗練や問題解決のために行われる，実践の振り返りや教え合いなどの行動のことをいいます．これは指導者などの上司ではなく，同期など仲間との間で評価されないサポーティブな関係の中で行われるものです．ピアは peer であり，「同等の人」という意味合いです．職場では同僚や同期などが該当します．ピア・コーチングに関する研究[1] では，以下の6つの効果が示されています．

①モティベーションの高まり　②同期という心の支えの獲得
③互いに高め合う存在の変化　④自発的行動への変容
⑤ケアの幅の広がり　⑥同期と協力することによる成功体験

つまり，ピア・コーチングを用いることによって，同期との協働的な関係の中で，専門職としての成長につながるということがわかります．精神的な支えとして同期の存在はかけがえのないものです．高め合える存在でもあり，時にはよきライバルにもなるでしょう．

　同期や仲間とのやり取りの中で，自分も尊重し相手も尊重したアサーティブなコミュニケーションを取りながら，切磋琢磨していけるとよいですね．

引用文献
1）　冨田亮三ほか：初期キャリア形成期看護師のピア・コーチングの様相とその効果—フォーカスグループインタビューによる分析—，日本看護研究学会雑誌 42（1）:1-11，2019

6 人間関係の理解

1 人間関係とは

　人間関係は，私たちが社会生活を送るうえで欠かすことができない人と人との関係，組織と人と関係です．対人関係と同義として用いられることも多い言葉ですが，厳密には少々違いがあります．人間関係という大きな枠組みの中で生じる個々人の関係が対人関係です．したがって，「組織における人間関係」といった場合，その組織に所属するメンバーや患者，患者のご家族，関係する業者（別組織）との関係など，様々なものが包含されます．

　一方，「組織における対人関係」は，主にある同僚との関係やある患者との関係など，より個別性の高い関係です．組織において他者との関係を円滑に保つことは大きな課題です．そして，その関係性を理解することも求められます．人間関係と対人関係という言葉の違いを考慮すれば，組織全体を客観的に理解すること（人間関係の理解）と組織に所属する個別の関係性を理解すること（対人関係の理解）との両者が求められるといえるでしょう．

　また，こうした人間の関係性は communication と英語表記されます．communication の語源は，ラテン語の communis で，情報を共有することを指します．ここでの情報とは，単に文字情報に留まるものではなく，聴覚的なものや感情が含まれるものまで多種多様です．

　次では，人間関係や対人関係を構築するうえで欠かすことができない，情報について考えてみましょう．

2　言語的情報と非言語的情報

　コミュニケーションは，言語的コミュニケーション（バーバルコミュ
ニケーション）と非言語的コミュニケーション（ノンバーバルコミュニ
ケーション）とに大別されます（**表**）.

■表　言語的コミュニケーションと非言語的コミュニケーション

	言語的コミュニケーション	非言語的コミュニケーション
音声的	発話など	声のトーン，話すスピードなど
非音声的	筆記，手話など	表情，姿勢，対人距離，着席位置，化粧，服装など

　言語的コミュニケーションは，意味を含む言葉（言語的情報）をやり
取りするコミュニケーションです．発話によるコミュニケーションの
ほか，筆記によるものや手話などによるコミュニケーションは言語的コ
ミュニケーションに該当します.

　また，非言語的コミュニケーションは，言葉で表すことができない情
報（非言語的情報）をやり取りするコミュニケーションです．表情や姿
勢，声のトーンや対人距離，着席位置，服装や装飾品，化粧などは非言
語的コミュニケーションに該当します.

　コミュニケーション全体を100％としたとき，言語的コミュニケー
ションは全体の20％～30％，非言語的コミュニケーションは全体の
70％～80％といわれています.

集団を理解する

　集団における人間関係を理解する際，日々の観察が最も重要といえま
す．ここでは，「普段とことなる関係性」をピックアップすることが大
切です．職場集団における人間関係の問題が発生する際，必ずといって
よいほど，誰かが困っています．そして，困っていることを理解するた

めには，「困っていないとき」の人々の動きや交流を十分に把握しておくことが必要不可欠です．これは，普段の様子を知らない限り，変化が生じたときの相違を理解することは非常に難しいためです．そして，普段との相違は，言語的・非言語的コミュニケーションに表れます．

　窮屈な環境では，これまでハツラツとできていた会話は阻害され，表情は曇るかもしれません．そして，何等かの変化を感じ取ったとき，具体的な調整が行われることが望ましいです．そういうと何か大きな調整が必要と思われてしまうかもしれませんが，この調整こそ，耳を傾けて聴くことなのです．

　そして，より客観的に集団の関係性を理解するためには，その関係性を外在化することも望まれます．外在化とは，目に見えるようにするということです．外在化の方法は多様ですが，ここでは，ごく簡単な方法を示します（図）．

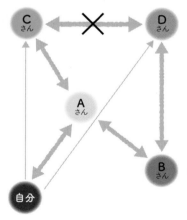

: 互いにコミュニケーションがとれている状態

: どちらか一方からメッセージが返ってこない状態

矢印の太さは関係性の強さ

Ｃさんとりさんは強い双方向の関係であったが，その関係が途切れてしまっている

それを自分は観察している状態であり，自分とＡさんとの双方向の関係は強い

また，ＡさんとＢさんとの双方向の関係も強い．ＣさんとＤさんとの関係を円滑にするためには，自分がＡさんＢさんにはたらきかけることが必要かもしれない

■図　客観的な人間理解

③ 交流を理解する

　集団における対人関係を理解する方法も多種多様です．こうした中，代表的な心理療法のひとつとして，交流分析と呼ばれるものがあります．E.バーンが開発した方法で，心理的問題を解決するというよりも，どちらかといえば，対人関係の問題を理解して，自分自身を縛りつけるシナリオ（これは人生脚本と呼ばれます）を書き換えることで，よりよい関係性を構築することを目指す方法です．

　同僚や患者，患者家族などとの対人関係が困難な職場でもある医療機関では，研修などでよく用いられるものです．したがって，心理療法のひとつではありますが，健康な人々がより一層成長することを目指して用いられることも多い方法です．

　交流分析では，他者と"自我"のやり取りをすると考えます．自我とは精神分析学（S.フロイトによる伝統的な学問領域）により提唱されたものですが，ここではわかりやすく「心のエネルギー」と表現します．そして，自分は，他者から心のエネルギーを向けてもらえるために自分の心のエネルギーを他者に向けます．これをストロークと呼びます．

　自我は，「厳格な父」（Critical Parent），「養育的な母」（Nurturing Parent），「大人」（Adult），「自由な子ども」（Free Child），「順応的な子ども」（Adapted Child）の5つに分かれ（図），老若男女問わず，すべての自我をもつと考えられています．対人関係（いわゆるストローク）が生じるとき，私たちは特に相手に向けやすい自我があり，その程度はエゴグラムという心理検査によって測定されます．

　また，交流分析における望ましいコミュニケーションスタイルとして，「I am OK. You are OK.」というものがあります．

CP : critical parent（厳格な父親）
NP : nurturing parent（養育的な母親）

P parent：親

A adult：成人

FC : free child（自由な子ども）
AC : adapted child（適応的な子ども）

C child：子ども

CP	自己の価値基準を絶対とする，目標・理想が高く厳しいなど
NP	共感的で優しい，他者の自主自立性を奪うなど
A	論理的，客観的，冷たいなど
FC	自己表現を好む，本能的，自己中心的など
AC	適応的，順応的，自己主張的でないなど

■図 交流分析における自我の種類

4 交流分析による交流関係

　交流分析において，最も望ましい関係を相補的交流と呼びます．また，交差的交流や裏面交流，交差的裏面交流と呼ばれるものが想定されており，交差的裏面交流は化かし合いの対人関係で，ゲームと表現されます．

　ゲームが生じている状態はとても不健康であり，これを相補的交流に移行させることが交流分析の最終的な目標です．

　相補的交流は嘘偽りのない本心から交流といえます．交差的交流は噛み合わないような交流であり，裏面的交流は相手に伝えることとは別の心をもっているような交流，交差的裏面交流は互いに別の心をもっていて，かつ噛み合わない交流です（化かし合いのような関係です）（**図**）．
なぜうまく交流できない？

　これまで紹介してきた通り，交流分析において最も望ましくない交流

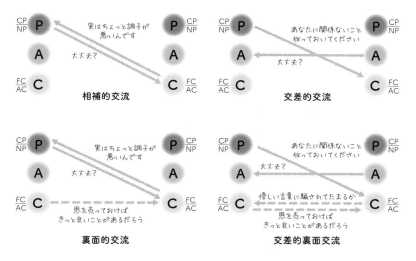

■図　交流分析における交流の種類

は交差的裏面交流です．現実場面では「互いに察して欲しいものの，すれ違っている交流」などと表現することもできるもので，何だか違和感のあるスッキリしない交流，疑心暗鬼になってしまうような交流です．職場において，対人関係に不全が生じている場合，交差的裏面交流に陥っている可能性があります．

　それでは，こうした問題がある交流は，どのように出来上がっているのでしょうか？　交流分析の世界では，日々の生き方（時間の使い方で，交流分析では時間の構造化と呼びます）（**次頁上表**）と人生脚本（人生の指針となるようなシナリオ）（**次頁下表**）が交流を作り上げる影響因になると考えています．日常生活における時間の使い方を工夫し，そして自分を方向づけるシナリオを書き換えることがよい交流を目指す第一歩なのです．

■表　時間の構造化

構造化	内　容
引きこもり	他者との交流を避ける
儀式	日常的な挨拶や行事での交流
活動	役割に沿った（職業など）活動における交流
雑談	たわいもない雑談を通した交流
ゲーム	交差的裏面交流（ゲーム）を通した交流
親交	最も望ましい交流，相補的交流

■表　人生脚本

文化読本	「人間はこうあるべき」「男は喜怒哀楽を出すべきではない」など
下位文化読本	「●●県民は▲▲であるべき」など
家族読本	「長男として家業を継承すべき」など
個人読本	「自分は一番でなくてはならない」など

5　文字によるコミュニケーションの難しさ

　近年，SNS の普及などにより，非音声的な言語的コミュニケーションが多用されるようになりました．これは，テキストベースのコミュニケーションといえますが，音声的な言語的コミュニケーションと異なり，他者へ送る情報に，感情を付加することが難しいものといえます．

　例えば，「もう少しやり取りして欲しい」という気持ちをもって，音声的に「大丈夫」と表現した場合，その情報の受け手は，「大丈夫」のトーンや，送り手の表情や雰囲気などを察知して「大丈夫ではない」と判断できるかもしれません．

　一方，文字で送った「大丈夫」は，その言葉に感情を込めることは難しく，"思ったように伝わらない"状況に陥ることもあります．両者が同じように別の気持ちをもって，テキストベースのやり取りを続け，しっくりこない状況は交差的裏面交流に類似する関係といえるでしょう．

6 アサーションとは

　アサーションとは日本語で「自己主張」と訳されます．アサーティブであること（自己主張的であること）は，交流分析においても，望ましいコミュニケーションスタイルであるとされています（**図**）．

　また，アサーティブなコミュニケーションスタイルの背景には，I am OK. You are OK. という姿勢があります．I am OK. You are OK. は「自分自身には自己主張する権利がある．そして，他者にも自分と同様に自己主張する権利がある」といった姿勢です．自分だけではなく，他者にも自分自身のことを正当に主張する権利があると認めることがアサーティブになる秘訣です．

　また，アサーティブでない場合，ノン・アサーティブ（非主張的）と呼ばれるものがあり，この背景には，I am not OK. You are OK.「自分は主張する権利はないけれど，相手にはその権利がある」といった姿勢があります．一見，静かで奥ゆかしい印象を受けるコミュニケーションスタイルともいえますが，他者からすれば単に「意見をもっていないんだ」と理解されてしまうリスクも秘めているスタイルです．また，アグレッシブ（攻撃的）と呼ばれるものは，I am OK. You are not OK. の姿勢です．「自分には主張する権利はあるのだけれど，相手にはない」というもので，他者を受け入れることがなく自分本位なコミュニケーションスタイルです．

　以上のようにアサーティブ，ノン・アサーティブ・アグレッシブという3つのコミュニケーションスタイルを紹介しましたが，アサーティブは相補的交流を促す可能性が高いものです．ノン・アサーティブはエゴグラムにおける AC が影響すると考えることもできます．みなさんは普段の生活の中で，どのようなスタイルを取っているでしょうか？

なお，I am not OK. You are not OK. は「絶望」の状況です．

　こうした中，上手に自己主張できるようにアサーティブになるためには，いくつかの方法があります．その1つにDESC法（126頁参照）があります．DESC法は，感情的・主観的にならずに，他者のことも思いやり，自分の考えをより正確に論理的に伝える方法とまとめられます．

　こうした姿勢は，DESC法に限定せず，アサーティブなコミュケーションを成立させるために求められる姿勢です．また，アサーティブになるためには，自分自身に対しても他者に対しても誠実であること（交差的交流や裏面的交流をしないこと）が求められます．他者との関係は対等な関係であり，尊大になることも卑屈になることも必要ありません．

　加えて，コミュニケーションで生じた結果について，自己責任を負う必要があります．柔らかいようでいささか堅い感じもするアサーションですが，これは開発された当時のアメリカ文化（人権や自由を獲得しようとする風潮）が影響しているとされます．

　いずれにしても，自己と他者の存在を尊重し，お互いが誠実かつ率直に対話することが求められます．

I am OK. You are OK. 私も良い，あなたも良い **相補的関係になるアサーティブな姿勢**	I am OK. You are not OK. 私は良い，あなたはダメ **他者を認めないアグレッシブな姿勢**
I am not OK. You are OK. 私はダメ，あなたは良い **自己を抑制するノンアサーティブな姿勢**	I am not OK. You are not OK. 私もダメ，あなたもダメ **良い人は誰もいない，先に期待できない「絶望」**

■図　アサーションの分類

7 プレゼンテーション

1 プレゼンテーションの方法

　プレゼンテーションは，聞き手の立場に立って話し，聞き手の行動を促す目的をもっています．目的達成のためには，事前準備・構成・スライド・話し方などに気を配ることが重要です．プレゼンテーションの結果が，組織の意思決定に影響することも大きいため，十分理解したうえで取り組む必要があります．

　上手なプレゼンテーションのポイントとしては，

- わかりやすく，簡潔明瞭である
- 説得力がある
- 間延びせず短時間に収まっている

という要素が大切です．

　効果的にプレゼンテーションを進めるための基本構成を 3 種類解説します．プレゼンテーションの際の参考にしてください．

序論・本論・結論

　プレゼンテーションの組み立て方で，最も一般的といわれる構成です．「序論」とは，導入部分を指します．テーマや理由などを簡潔に伝え，聞き手が興味をもつような序論にすることで，その後の内容を理解してもらいやすくなります．

　そして，プレゼンテーションでは要点（最も伝えたいこと）を話す「本論」へと進みます．聞き手にわかりやすく伝えるために，グラフやデータを用いることが多い場面です．

最後に，締めくくりとして「結論」を伝え，プレゼンテーションをまとめます．

序論で伝えた内容をもう一度振り返り，全体をまとめるとよいでしょう．よいところだけではなく，悪いところも伝えることで，相手からの信頼を得ることができる可能性もあります．

DESC 法

問題解決型と呼ばれるプレゼンテーションです．客観的な事実と主観的な気持ちを交互に伝えたうえで提案します．

この方法では，聞き手に論理的ながらも感情に訴え，納得してもらえるような伝え方をすることが大切です．

- D…Describe（客観的な状況・事実を伝える）
- E…Express（Explain）（自分が思っている主観的な気持ちを伝える）
- S…Suggest（Specify）（解決法を提案する）
- C…Consequence（Choose）（結果を説明する）

主観的な気持ちがあまりにも独りよがりにならないよう注意が必要ですが，納得していただける確率は高いプレゼンテーション方法といえます．

PREP 法

結論や伝えたいことを最初に話し，その後で根拠や理由を説明する手法です．アルファベットは，各頭文字を表しています．

- P…Point（最初に結論を伝える）
- R…Reason（結論が出た理由を伝える）
- E…Example（理由の具体的な例を挙げる）
- P…Point（もう一度結論を伝えたうえでまとめる）

伝えたいことを先に話すと，聞き手は興味を示します．これにより，深く説明を受け入れてもらえる可能性が高まります．そのため相手のニーズがどのようなものであるかを事前に把握する能力が必要であると

いえるでしょう．聞き手に納得してもらえる流れでプレゼンテーションができれば，今後の信頼度は増します．

　複数人の前に立ち発言するプレゼンテーションは，誰でも多かれ少なかれ緊張するものです．緊張をゼロにすることは難しくても，最小限に抑え乗り越える術を知っておけば安心材料となります．慣れも大切ですが，以下3つのコツをぜひ実践してみましょう．

（1）入念な準備を行う

　プレゼンテーション前の念入りな準備は，プレゼンテーションを成功に導く基本的なコツです．「自分はあがり症ではないし大丈夫」と思っていても，その場の独特な雰囲気に影響され思いのほか緊張してしまうこともあります．入念な準備を重ねプレゼンテーションの内容や自分自身の振る舞いに自信がもてれば，堂々と本番に臨めて緊張も和らぐでしょう．できれば同僚に何度も見てもらう，自身で動画を取って確認するなどするとよいでしょう．

（2）練習内容にこだわりすぎない

　入念な準備は大切ですが，話す内容を暗記することにこだわりすぎる必要はありません．暗記内容に依存して話そうとすると，記憶が飛んでしまったときにパニックの原因となり，緊張を増長させることになります．ところどころで見返す程度のトーク原稿を用意しておくのがプレゼンテーション成功のコツです．準備していたことをすべて話すのではなく，ある程度でよいとある意味開き直ることも大切です．

（3）重要なポイントはメモしておく

　プレゼンテーションの場では，緊張のあまり頭が真っ白になり思考が止まってしまうことも考えられます．そのような事態に備え，あらかじめ「絶対にいうべきこと」をメモに書き，手元に置いておくことが，緊張によるトラブルを乗り越えるコツです．話を再び軌道に乗せるための

トリガー（きっかけ）となるような単語，文章をメモしておくようにしましょう．パワーポイントのノート機能などを活用し，いざというときに備えましょう．

2 プレゼンテーションの注意点

プレゼンテーションの注意点を3つ紹介します．プレゼンテーションの成功をより近づけるための参考にしてください．

難しい言葉を乱用しない

「医療現場等は専門用語のオンパレードです．専門用語など難しい言葉を使ったほうがスマートに見えるのではないか」「知識がある人間だと評価されるのではないか」と思うかもしれませんが，決してそのようなことはありません．

聞き手に疑問を抱かせてしまうと，その後の内容が聞く人にとってスムーズに入ってこなくなってしまいます．小学4年生ぐらいの人が聞いてわかるぐらいのイメージでプレゼンテーションを組み立てましょう．

プレゼンテーションの目的は，情報をわかりやすく相手に伝えることにあります．誰が聞いても確実に理解できる言葉で話すようにしましょう．

余計な話をしないこと

聞き手との和やかな雰囲気を作るため，プレゼンテーションの合間に余談を挟むのはよいことですが，やりすぎは禁物です．あまりに長い自己紹介や雑談等でプレゼンテーションの本筋からかけ離れすぎると，聞き手の集中力が削がれるだけでなく，論点がブレて一貫性がなくなってしまいます．プレゼンテーションの目的を見失わないよう注意しましょう．

また，あまりにも自身をへりくだりさせすぎると，組織や自身，プレゼンテーション自体の価値が下がるので要注意です．

資料をそのまま音読する

　プレゼンテーション資料をそのまま音読するのは避けましょう．資料はあくまでもトーク内容の補助的役割であると認識し，自分のリアルな言葉で伝えることを心がけてください．そのためある程度の事前準備や，言いたいことのポイント整理は重要です．ただの音読では伝わらない熱意をきっと感じてもらえるはずです．

覚えておくとよいフレーズ

- 強調：「まさに」「なんと」「もちろん」「あたかも」
　　　　「ここはぜひマーカーしておいてください」
- 既知：「すでに〜でご承知いただいているとは思いますが」
　　　　「みなさまご存知のことと思いますが」
　　　　「今日の○○ニュースにも載っていたように」
- 確認：「今までのところで疑問点はありますか？」
　　　　「次の説明に入らせていただいてよろしいでしょうか？」

3　プレゼンテーションで知っておきたいポイント

1スライドに1つのメッセージ

　スライド1枚に，メッセージを1点のみ添えるようにしましょう．メッセージの重要性が低くなり，伝えたいことがわかりづらくなってしまいます．

　メッセージが2つ以上ある場合は，スライドも別々に作ることが重要です．プレゼンテーション作成中にこのスライドで伝えたいことはこれとノートに書くのも効果的です．

アニメーション効果を使い過ぎない

　聞き手の興味をひくために，パワーポイント等のアニメーション効果

を使う場合もあります．アニメーションを用いることは，注目してほし
い箇所を強調したり，印象を与えやすくしたりすることが目的です．
アニメーションの機能は多岐にわたり，あまり多く使うと聞き手はアニ
メーションに気を取られ，プレゼンテーションの内容がわかりにくくな
ります．ポイントとなる箇所にのみ，アニメーション効果を使うように
しましょう．

　また，かわいいイラスト等入れたくなるときもありますが，ビジネス
場面では控えるようにしましょう．

フォントは統一しましょう

　フォントは「HGP 創英角ゴシック UB を選択」や，サイズは「18pt 以上」
という方もおられますが，大切なことは，1 つのプレゼンテーション内
でフォントがバラバラになっていないということです．見てくれている
人に余計な注意力を使わせないようにしましょう．

効果的なジェスチャー

- 一番後ろの人に届くぐらいの声で話す（マイクのときは事前にチェック）
- スクリーンを指し棒で示す（レーザーポインターより指し棒が効果的）
- 聴いている人の目を見る
- 大事なところでは一息
  ためる
- 声に抑揚をつける
- 姿勢を正す

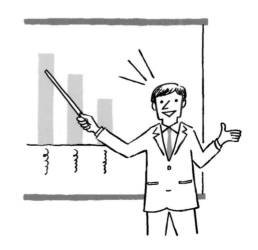

NGなジェスチャー

- 無意識に舌打ち（同僚に見てもらいましょう）
- ポケットにものをいっぱい入れる
- ポケットに手を入れる
- 腕組みをする
- 手を細かく動かす
- 手を組む

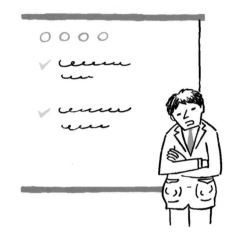

⑧ クレーム

① クレーム対応の基本的な流れを教えてください

クレーム対応は，基本的に次の3つのステップで行います（図）.

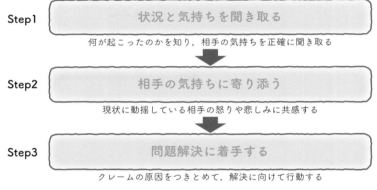

Step1	状況と気持ちを聞き取る

何が起こったのかを知り，相手の気持ちを正確に聞き取る

Step2	相手の気持ちに寄り添う

現状に動揺している相手の怒りや悲しみに共感する

Step3	問題解決に着手する

クレームの原因をつきとめて，解決に向けて行動する

■図　クレーム対応の3ステップ

Step 1：状況と気持ちを聞き取る

　クレームを受けたときには，まず相手の現在の状況を正確に聞き取ることが第一要件です．内容としては，いわゆる「5W3H」について，抜けがないように確認していきます（表）.

　これは第2章新入社員の仕事術（P.67）と通じるものがあります.

　なお，相手が激昂していたり，こちらの話を聞いてくれないような場合には，無理に言葉をさえぎって尋ねるのではなく，まずは相手がいいたいことを話し，落ち着いてからこちらで話題の舵を取るようにします.

■表　相手から聞き取る 5W3H の項目と聞きかたの例

項　目		聞きかたの例
だれが	Who	どなたが受けられたのでしょうか
何を	What	どんなもの（こと）でしょうか
いつ	When	いつおいでになりましたか
どこで	Where	どちらにおいでになったのでしょうか
どんな理由で	Why	どういった点がお困りでしょうか
どのように	How	どのようにお使いになっていますか
いくらで	How much	お支払い金額について確認させていただけますか
どのくらい	How many	いくつお求めになりましたか

　ただし，状況確認をして当方のミスだと判明するまでは，いたずらに謝罪の言葉を伝えないよう気をつけましょう．また，状況確認とともに，相手がどのような気持ちでいるのかを話の中で確認します．許せずに怒りに支配されている状態なのか，ショックでどうすればいいか途方に暮れている等，心情を想像しながら，相手の不満や不安を解消できる方法を検討していきましょう．

Step 2：相手の気持ちに寄り添う

　クレームは言っている側も決して気分がよいものではありません．攻撃的な言葉を発することで，起こった事態に対する怒りに加えてネガティブな気分になっていることが多いので，そのような気持ちを理解し，寄り添うことで，問題解決に近づく関係性を構築しやすくなります．

　相手に寄り添う際には，次のような言葉で共感を示します．

「それはお辛かったですね」

「大変ななか，詳しくお話しくださりありがとうございます」

「ご不便をおかけしてしまい，申し訳ありませんでした」*

　*お詫びをする際には，相手が訴えている事象そのものではなく，現

在の相手の気持ちが主語であることを明確にします.

　このように，相手の「わかってほしい」「理解されたい」という気持ちに共感する姿勢を示すことで，問題解決のステップにおける協力も得やすくなります.

Step 3：問題解決に着手する

　具体的な状況を確認し，相手の感情を受け容れた後に，実際の問題解決をスタートします. 状況にもよりますが，Step 2 までは一気にヒアリングを進めることも可能ですが，Step 3 に入る前には，いったん間を空け，最善の対応方法について丁寧に検討しましょう.

　このステップにおいては，これまでのヒアリング内容をまとめておいて，上司や同僚に相談し，アドバイスを仰ぎながら進めていきましょう. クレーム対応を行うときには，自分ひとりの視点からではなく，多面的な視点からアプローチし，検討することが必要になります.

　なお，相手に対しては，

　「お伺いした内容から，私どもで出来る最善の方法を検討させていただきます. 今しばらくお時間をいただけますでしょうか」

と伝え，相手の都合に合わせて次の連絡のタイミングを伝えます.

　あくまでも誠意を込めて，相手の不快感情をこれ以上増大させないよう，丁寧な応対を心がけましょう.

2　クレーム対応での NG ワードは

① 「ですが，そのような事実はございません」

　相手の言い分が間違っていると感じても，その場で直接否定するような言いかたはタブーです.「そのようにお考えなのですね」「一度，詳し

く確認したうえでお答えさせていただきます」等と，ワンクッション置くようにこう心がけましょう．

② 「その件は担当が違いますので，こちらでは対応できません」

　詳しく説明したにもかかわらず，このような言い方をされたら，誰でもカチンとくるのではないでしょうか．もし別の部署が担当であるとわかったら「大変恐れ入りますが，ただいま担当部署を確認したうえで改めてご連絡させていただけますでしょうか」といったん話を中断します．

　その後，相手から聞いた内容と状況を端的にまとめ，本来の担当者に詳しく説明したうえで，対応依頼をしましょう．決して相手を「たらい回し」にせず，こちらでコントロールするようにします．

③ 「そのようなクレームはこれまでありませんでした」

　相手をクレーマー呼ばわりすることに加え，敢えて過去事例がないことを伝えるのは，相手を嘘つき扱いするようなもの．あり得ないと思っても，それを相手に伝えることなく「さようでございますか」等と冷静に聞き取り，対応しましょう．

3　クレーム対応が怖くて不安になります

　いきなりクレームを受けると，ぶつけられた怒りや，普段の生活では滅多に聞くことのない罵声などにさらされて，心理的にショックを受けてしまうことは少なくありません．

　まず，そのような場面に遭遇してしまったときには，相手は自分を攻撃しているのではなく，組織に対してクレームを言っているということを理解しましょう．

また，相手も予期せず起こったことに対して，怒りや不安で一杯なので，気持ちの整理がつかず，とにかく状況を何とかしてほしいという期待もどこかに秘めています．いずれにせよ，自分ひとりで抱え込まずに，職場の上司や同僚にもサポートしてもらいながら進めましょう．

　また，同僚がクレームを受けているときには，不自然にならない程度に傍に近寄って，話の内容によっては途中で助け舟を出すようにしましょう．もちろん対応後に職場に戻ってきた際には「大変だったね」と声をかけて，対応者の話を聞くなどのメンタルケアをするよう心がけましょう．情報共有も兼ねて，丁寧にしっかりと聴くことが重要です．

4　顧客からの嫌がらせとしか思えない要求をされる場合，どう対応すればいいでしょうか

　こちらには過失がないのに「すぐに何とかしろ」「責任をとれ」，果ては土下座などの行き過ぎた要求をする顧客が増えています．

　このような行為についてはカスタマーハラスメントと呼ばれ，厚生労働省では「顧客等からの暴行，脅迫，ひどい暴言，不当な要求等の著しい迷惑行為（カスタマーハラスメント対策企業マニュアル，2021)」と定義しています．

【カスタマーハラスメントの例】

- 言いがかりによる金銭要求（返品，返金を含む）
- 頻繁に来店し，その度にクレームを行う
- 度重なる電話
- 大声での恫喝，罵声，暴言の繰り返し
- 特定の従業員へのつきまとい

　このようなカスタマーハラスメントは，パワーハラスメント（34頁参照）同様，事業主が措置を講じる責任があるとされており，また不法行為であるため，毅然と対応をすることが求められます．

　特に昨今は，インターネット経由での炎上，風評被害も増えています．このようなカスタマーハラスメントに相当すると考えられる事案については，被害が拡大する前に，上司などに相談して対応策を講じてください．

9 アンガーマネジメント

1 なぜ人は怒りを感じるのでしょうか

相手や状況が自分の思い通りにならず，どうすればいいのかわからなくなったとき，人はいらだちを覚えたり，怒り感情が湧いてきます．イラっとした気持ちやモヤモヤを抱えたままでも，なんとか抑えて次の行動に移ることもできますが，その感情が爆発したときには，不必要な相手への攻撃行動をしてしまうことがあります．

本来なら，思い通りにならずイヤな気持ちになったときには，相手に対して冷静に感情を伝えたり，もし相手の行動にブレーキをかけたりしたいなら「そういうことはやめてほしい」と率直に伝えられるはずです．それでも，落ち着いて相手に気持ちを伝えるスキルがなかったり，あるいは自己肯定感が低く，自分の行動を受けとめてもらえそうにない場合などは，怒りをぶつける形で相手を支配しようという方向になってしまいます．

さらに，周囲が自分のことを否定的に扱っている，例えば「あいつはいつもこうなんだ」「あの人の考えかたは間違っている」等と決めつけている関係性であれば，自分の主張がなかなか理解されないことで，怒りによって目の前の事態をなんとかしようとする思いが働きます．

いずれにせよ，自ら望んで怒りが生まれるわけではなく，自分もイヤだと思いながらも怒りが先行してしまうことがほとんどです．

2 カッとしたとき，どうすれば怒りの感情を抑えることができますか

　不快や不満な出来事をきっかけに怒りを感じるときには，感情が抑えられずに大声や攻撃的なふるまいをしてしまうものです．そこで，怒りをあらわにすることなく，セルフコントロールしてみましょう．

　まず，怒りを感じたときには**図**のように「1.待て！」と自分にブレーキをかけるところから始めます．自分の行動に対して，赤信号のステッカーを貼り付けるイメージをしてみましょう．5，4，3，2，1と，数えてみて，0になったら怒りと自分を切り離す，という練習をあらかじめしておくのも効果的です．

　イライラを相手への攻撃としてぶつけることは，本来の問題解決ができないばかりか，後々になって関係性を壊したり，イヤな印象を残すことにつながりかねません．

　いったん自分の感情にブレーキをかけたら，ゆっくり深呼吸をしましょう．腹式呼吸を意識して，目の前の怒りのきっかけから自分自身に注意を移します．自分の好きなもの（好きな場所や音楽，アイドルなどなんでも）を思い出すことも感情を切り替えるのに役立ちます．いずれ

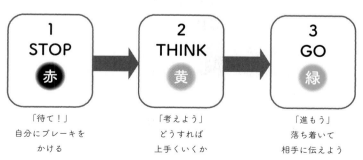

■**図　怒りを感じたときの3ステップ**

にせよ，怒りのきっかけになったものからいったん視線を離して，自分の気持ちを通常モードまで戻すことが重要です．このように自分の感情を客観的に見つめて，整えていくことをセルフコントロールと呼びます．

次に「2.考えろ」です．ここでは，自分に対して黄色いステッカーを貼り付けながら，自分は何がきっかけで怒りを感じているのか，相手を攻撃することで状況は改善されるのかと省みます．他人を責めるのではなく，発生している状況を改善することが，問題解決に最も有効なアプローチはどうするべきかなのを検討しましょう．

最後に「3.進もう」として，気持ちに緑色のステッカーを貼り付けて行動します．怒り感情の波立ちが弱まってきたところから，落ち着いて相手に要望や考えについて，じっくりと伝えていきましょう．

3 怒ることが必要な場面もあるのではと思いますが，それでも怒りは抑えなくてはならないのでしょうか

怒りには「問題のある怒り」と「効果のある怒り」の2種類があるといわれています（フォーベルら，2003）．前者は，相手を攻撃したりモノを壊したり，後で自己嫌悪に陥ったりするネガティブな怒りです．このように，悪影響を残すような怒りは，できるだけ抑えることが望ましいといえます．

それに対して，変えたほうがいいものや，直すべき部分を怒り感情が教えてくれることもあります．こうした怒りは「効果のある怒り」といえるでしょう．例えば，いいかげんな行動によって引き起こされたミスや，何度も繰り返されるトラブルなどに対しては，自分の中で起こった怒り感情をポジティブに認め，行動に移すことが重要です．

ただし，感情的に振る舞うということではなく，どう行動を変えれば適切な状況になるのかを，3ステップを使ってじっくり考えていくことで意味のある怒りとなってきます．

くれぐれも，周囲に怒り感情をむき出しにしてぶつかることがないように心がけましょう．

4 つい相手に怒りをぶつけてしまった後の上手なフォロー法を教えてください

そんなつもりはなかったのに，カッとして思わず相手に怒りの言葉を投げかけてしまうことがあります．いったん口から出た言葉を取り返すことはできません．

なるべく早いタイミングで，誠意を込めて，相手に対してお詫びをしてみましょう．

- フォローの流れ　※「　」はセリフの例

①まずお詫びする

「昨日（先日）は迷惑をかけてしまい申し訳ありませんでした」

②自分の不手際について具体的に認める

「ついカッとして，心ないことを言ってしまいました」

③理由を伝える

「患者さんと上手に接することができずに担当を外されて，ショックのあまり感情的になってしまいました」

④今後の改善について約束する

「これからはアンガーマネジメントをしっかり学んで，二度とご迷惑をかけることがないように心がけます」

このように，理由も含めて伝え，こちらの非を丁寧にお詫びすることで，心のこもった謝罪となり，生じている問題にフォローすることができます．

5 怒りっぽい相手と上手くやっていくコツは

いわゆる沸点が高い，すぐにアタマに来て怒り感情をあらわにする人がいます．これまでの人生でそのようなふるまいが周囲からそれなりに受け入れられてきたことで，怒りっぽい，攻撃的な行動が反射的に出てしまう状況といえます．

このような場面では，相手を変えようとして「いい加減にしろ」「頭を冷やせ」等と伝えても，攻撃行動をいったん食い止めることはできても，継続的な効果は期待できません．

このような相手に対しては，怒り感情が沸騰しきるのを待ち，怒りが一段落したところで「おっしゃることは理解しますが，このような言いかたをされると，私は悲しい気持ちになりました」等，アサーティブ（123頁参照）に自分の気持ちを伝えてみましょう．相手が間違っていて，行動を変えてもらいたい，というのではなく，自分の残念な気持ちを率直に伝えてみましょう．

怒っている最中は自分の感情でいっぱいになっていても，落ち着いたところで誠実な言葉を投げかければ，相手に響くメッセージが伝わります．

10 メンタルヘルス

1 メンタルヘルスとは何ですか

　メンタルヘルスとは，精神的健康や心理的健康など様々な呼び名で表現されますが，こころが健康な状態はメンタルヘルスが維持できている状態です．こころの健康は，心理的側面の健康度が高いだけではなく，身体的健康が維持されていることにも関係します．

　すなわち，こころの健康度が高いと身体的健康度も高く，反対にこころの健康度が低いと身体的健康度も低いといった相互の関係が成立しているのです．これを心身相関と呼びます．

　心身相関は，心身医学やストレス科学領域で用いられる専門用語です．心身相関を踏まえると，心理的健康を維持する，あるいはより一層高めるためには，身体的健康を高めることが必要と考えることができます．身体的健康はどのように高めるとよいのでしょうか？　質の高い睡眠や健康的な食事，習慣的な運動など，身体的健康を高めることができる方法は多数存在しています．もちろん，こうした多様な方法を用いて身体的健康を維持し増進させることはとても大切なことです．しかしながら，心身相関で言及される身体的健康は，もう少し手軽なものともいえます．具体的には，身体的な緊張を解すなどといった方法です．

　次に身体的緊張をほぐす方法を紹介します．

筋肉はどのようにほぐしますか

　筋弛緩の方法は多様です．運動（ジョギングや散歩，ストレッチなどの軽い運動など）や感情の発散（歌う，大声を出す等）も効果的ですが，かつてから漸進的筋弛緩法という効果的な方法が用いられています（**図**）．

　漸進的筋弛緩法は身体のパーツごとに力を入れ，それを抜く方法です．手→腕→足→ふくらはぎ・・・などパーツごとに適度に力を入れ，筋肉に力が入っている感じを10秒から15秒程度感じ取ります．そして，ふーっと力を抜きます．力が抜けていく感じも10秒から15秒程度感じ取ります．さらに，残っている力を抜き切ります．最後に残った力を抜くことで筋弛緩を促します．最後には指先から頭まで全身の力を抜きます．時間がないときなどは，全身にぎゅーっと力を入れて抜けていく感じを感じ取るだけでも筋弛緩を促すことができ，結果として心理的緊張の低下にもつながります．

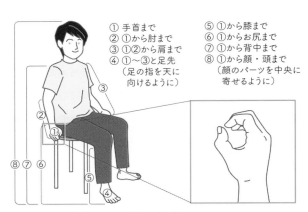

① 手首まで
② ①から肘まで
③ ①②から肩まで
④ ①〜③と足先
　（足の指を天に
　向けるように）

⑤ ①から膝まで
⑥ ①からお尻まで
⑦ ①から背中まで
⑧ ①から顔・頭まで
　（顔のパーツを中央に
　寄せるように）

■図　漸進的筋弛緩法の手順と手の握り方
（山蔦圭輔：こころの健康を支える臨床心理学．p.120, Gakken, 2012）

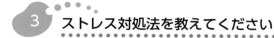

3 ストレス対処法を教えてください

ストレス対処は，ストレスコーピングと呼ばれます．リラクセーション法ともいえます（表）．ストレスコーピングの方法は，これといった限定的なものではなく，個人の好みにもよります．

■表　リラックス法（ストレス解消法と理由）

方　法	理　由
運動する 例：軽く汗をかく 　　有酸素運動 　　好きな運動をする など	●ストレスにより，交感神経ホルモン（アドレナリン）が過剰に分泌される（過剰な交感神経ホルモンは筋肉活動で消費可能） ●慢性的なストレスにより，筋緊張が引き起こされ，頭痛や腰痛，疲労を感じる（筋肉運動で筋緊張や筋緊張に伴う状態が緩和）
リラックスする 例：ゆっくり入浴 　　好きな音楽を聴く 　　自律訓練法 　　ヨーガや禅 など	●ストレスにより，心身の緊張状態が引き起こされる（心理的なリラックス状態は身体的緊張を緩和し，身体的なリラックス状態は心理的緊張を緩和する）
感情を発散する 例：気分転換をする 　　趣味や旅行を楽しむ 　　模様替えをする など	●同じ生活場面で同じことをしたり，考えたりすることで，感情のため込み慢性的なストレス状態に陥りやすくなる
社会的支持基盤をつくる 例：家族との団欒 　　友人との交流 　　相談する機会をもつ など	●ストレスを喚起するような問題をかかえた場合，1人でかかえ，考え込むことでより深刻になることがある

（野村忍：情報化時代のストレスマネジメント．日本評論社，2006 を参考に作成）

例えば，いらいらしたときにロックを聴くことでリラックスすることもストレスコーピングになるでしょうし，同様にいらいらしたときにポップスを聴いてリラックスすることもストレスコーピングになりえます．

要するに，ストレス反応が生じているときに，その個人がリラックスできる（心身ともに弛緩できる）方法がストレスコーピング法ということになります．医療機関で患者や患者家族に真摯に向き合う専門家たちに目を向けると，仕事場での出来事をプライベートな時間まで持ち込む

ケースが多いように感じます.

　医療スタッフは,代表的な感情労働を強いられる専門家でもあります.
就業時間とプライベートな時間を意図して切り替えることも大切で,そ
の際,ストレスコーピング法を用いることは大変役に立ちます.

メンタルヘルスを維持・増進する方法は

　メンタルヘルスを維持・増進するためには,生活習慣を確認し,問題
がある場合は,なるべく早く是正する必要があります.生活習慣は多様
なものですが,まずは睡眠習慣です.1日は24時間ですが,私たちの
体内時計は24時間ではなく,ときどきリセットしなければ,ズレが生
じます.そして,ズレが生じたときに睡眠リズムが狂ってしまい,「寝
ることができない」「起きることができない」などといった睡眠の問題
が発生することがあります.また,夜勤などの経験により,リズムが狂
うことで睡眠の問題が発生するケースも多々あります.こうしたとき,
体内時計をリセットして24時間周期に合わせることが必要不可欠です.

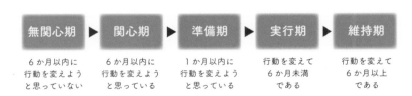

無関心期：健康行動のメリットを知るなど
関心期：健康行動を行っている自身をポジティブにイメージするなど
準備期：健康行動を続けていけるという自信をもつなど
実行期・維持期：周囲から支援を受ける,健康行動を続けることで報酬を得る
　　　　　　　　　など
■図　トランセオレティカルモデル（行動変容モデル）

ここでは，末梢への刺激が効果的です．具体的には，朝食を食べること
や朝日を浴びるなどといった方法です．睡眠リズムが狂っているなと感
じたとき，ぜひ試してください．

　また，睡眠習慣のみならず，様々な健康行動を維持することもメンタ
ルヘルスを維持・増進するためには効果的です．健康行動を維持・増進
させるために，トランセオレティカルモデル（行動変容モデル）（**左図**）
に則り，自分自身や行動変容を実現させたい他者がどのステージに該当
するかを確認し，そのステージにマッチした介入法を採用することが求
められます．

11 こころの問題

1 こころの問題とは

　こころの問題とはどのようなものでしょうか？「職場の対人関係で悩んでおり，身も心もボロボロ」，「新しい環境に慣れることができず，ずっと緊張したままで不安が高い」というのもこころの問題かもしれません．

　こうした中，こころの問題を考えるとき，精神疾患の診断基準と呼ばれるものを参考にすることがあります．診断基準には，各種，精神疾患の特徴や有病率（例えば，100人の人がいたとしたとき，生涯で何人の人がその障害を発症するか，などといった疫学的に算出された割合）が記載されています．

　世界的に有名な診断基準として，DSM（diagnostic and statistical manual of mental disorders，精神疾患の診断・統計マニュアル）やICD（international statistical classification of diseases and related health problems，疾病及び関連保健問題の国際統計分類）があります．なお，ICDは精神疾患のみならず各種疾患が記載されています．2023年現在，DSMは第5版のDSM-5，ICDは第11版のICD-11が刊行されています．

　日常生活を送る中で，こうした診断基準の内容をじっくりと読むということは少ないかもしれませんが，各種精神疾患の代表的な特徴を理解することは，自分自身のこころの問題や他者のこころの問題を理解することに欠かすことはできません．

　ここでは代表的な精神疾患の特徴を紹介します．また，ここで紹介するような特徴を「自分に該当するな」と思う場合があるかもしれません

が，ひとつの特徴のみで，「こうしたこころの問題がある！」と断言できる訳ではありません．

　以下で紹介する特徴をいくつも（診断基準では，その特徴の内，いくつかを満たす必要があるとされていることが多いです），長い間（そのいくつかの特徴は数か月単位で継続している必要があります）もたれ，生活が障害されていてはじめて，○○症と判断されます．心配事があれば医療機関を受診し，少しでも心配を軽減できることが望まれます．

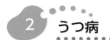

2 うつ病

　うつ病の障害有病率は約6％とされています．また，女性よりも男性例が多いという指摘もあり，他の精神疾患と併存することもよく知られています．主に，遺伝などの要因（内因）・ストレスなどの環境因（心因）・事故などの要因（外因）により生じるもので，職場ストレスによるものは心因に該当します．原因は明らかにされていませんが，脳内の神経伝達物質セロトニンの分泌不足が原因のひとつ考えられています．

　神経伝達物質の不足が原因であることから薬物療法が適用されます．また，心因の場合，カウンセリングや心理療法による支援，ストレスに対処する能力を修得するなど，心理的側面にアプローチすることも欠かせません．心理療法による支援では，認知行動療法と呼ばれる方法がとても効果的です．

■表　うつ病の代表的症状

・気分の落ち込み，不安，焦燥感（焦り）
・意欲の低下，不眠や過眠，倦怠感
・食欲不振や食欲増進，自殺念慮（自殺することを考える）
・自殺企図（自殺を企てる）
・罪業妄想（自分が罪を犯した）・貧困妄想（貧困してしまうのではないか）・心気妄想（病気なのではないか）などの微小妄想

3　不安症

　不安症には，全般性不安症・限局性不安症・社交不安症・広場恐怖症・パニック症などが含まれます．男性よりも女性例が多いとされています．全般性不安症は様々な出来事に対する不安，限局性不安症はある特定の事物に対する不安，社交不安症は対人交流場面をはじめとした社会的な場面に対する不安，広場恐怖症はある特定の場所に対する不安をそれぞれ有するものです．また，パニック症は動悸や心悸亢進，窒息感などでパニックになるという特徴があります．

　不安症の場合，予期不安（あのとき，あそこで不安が高まったので，また不安が高まるかもしれないという予期）が，症状を維持していることもあります．また，抗不安薬などの薬物療法，認知行動療法も適用されます．

■表　不安症の代表的特徴

全般性不安症	様々な出来事に対する過剰や不安や予期不安 落ち着きのなさ・緊張感 疲労しやすさ，集中困難，怒りやすくなる，筋肉の緊張 睡眠障害　など
限局性不安症	尖ったものや動物など，ある特定の対象に対する過度の不安 対象からの回避 子どもの場合は泣きわめきや凍りつき
社交不安症	注目を浴びる場面や社交場面における不安 全般型ではすべての社交場面に対する不安を有し，パフォーマンス型では，プレゼンのときなど，ある特定の場面で不安が喚起される．
広場恐怖症	公共交通機関の利用中，広い場所にいるとき，囲まれた場所にいるとき，列に並ぶまたは群衆の中にいるとき，家の外に1人でいるときなどで生じる不安
パニック症	突然の激しい恐怖などが数分以内でピークに達する． 動悸や心悸亢進 発汗，震え，息苦しさ，窒息感 胸部不快感，悪心，めまいなど

4 適応障害

　適応障害は，明確なストレスとなる出来事（これをストレス因と呼びます）から3か月以内に，自律神経症状や不安，抑うつなどが出現するものです．これは急性の適応障害とされています．ここでの不安や抑うつは，不安症やうつ病の特徴には合致しないものです．そして，ストレス因がなくなると，こうした症状は6か月以上続くことはないとされています．

　一方で，ストレス因がなくならず，症状が6か月以上続く場合は，持続性（慢性）の適応障害とされます．

　自律神経症状など心身の症状が出現することや，不安や抑うつなど心理的側面の変化が生じることから，薬物療法が用いられることがあります．また，環境からのストレスが明確な原因となっていることから，ストレスの源である環境から回避すること，またストレスを受けたときにそれに対処（コーピング）（145頁参照）するスキルを獲得することも必要不可欠です．

　医療機関における職員対象の心理的支援をしていると，適応障害という診断を受け，休職を余儀なくされるケースが非常に多く，適応障害を引き起こすストレス因（職場や人間関係，対人関係の問題）を調整する必要性を強く感じます．

　また，他者から観察が難しい苦しみを抱えるものも適応障害をはじめとした精神疾患の特徴です．こうした症状を周囲が十分に理解することも職場のメンタルヘルスケアを考えるうえでは必要不可欠です．

パーソナリティ障害

　パーソナリティ障害には多様なタイプが存在しています．大きくA群・B群・C群に分けられ，それぞれの群に特徴的なパーソナリティ障害が存在しています．ここでは，特に人間関係に影響を及ぼすといえる，境界性パーソナリティ障害と自己愛性パーソナリティ障害を紹介します．

　境界性パーソナリティ障害は，他者から見放されてしまうことに不安（見捨てられ不安）を感じることや感情のコントロールが利かず不安定であること，対人関係を混乱させること（対人操作を行うなど）やリストカットなどといった自傷を行うことが特徴です．

　また，自己愛性パーソナリティ障害は，プライドが傷つけられるなど自分が傷つく経験（自己愛の傷つきと呼びます）があると，他者に攻撃や怒り（これは自己愛的憤怒と呼ばれます）が向くことや，他者から過度に褒められることを求めること，尊大で傲慢な振る舞いがあるなどといった特徴があります．

　境界性パーソナリティ障害も自己愛性パーソナリティ障害も，単に性格が悪い人々ということではなく，自己像（自分が何者であるかという自己イメージと考えてください）が脆弱であることから，他者との関係の中で自己像を確立しようと奮闘している人々と理解できるでしょう．最近では様々な心理療法の効果が示されています．また晩熟化といって年齢があがることで，それらの特徴が影をひそめることがあります．周囲が困らされることが多いですが，冷静かつ客観的に生じている現象を捉え，振り回されることのないように，集団で支えることも大切です．

6 発達障害

　発達障害には，自閉スペクトラム症（autism spectrum disorder；ASD），注意欠陥・多動症（attention-deficit/hyperactivity disorder；ADHD），限局性学習症（learning disorder；LD）などが含まれます．

　自閉スペクトラム症の「スペクトラム」は連続性を意味するものであり，自閉スペクトラム症ではその特徴に連続性（軽い～重い）が想定されています．ASD の特徴として，コミュニケーションの問題（通常の会話が難しい，他者と興味や感情を共有することが難しいなど），行動的特徴（情動的・反復的な身体運動，習慣的行動へのこだわりなど），知覚・感覚的な特徴（特定の感覚刺激に対して過敏など）が挙げられます．

　ADHD は，不注意（気の散りやすさ，集中困難など）や多動性・衝動性（落ち着きのなさなど）が特徴です．不注意と多動性・衝動性との混合，不注意の優位なタイプ，多動性・衝動性が優位なタイプがあります．LD は，読字や書字，算数など，ある限定した学習が困難であるという特徴があります．

　発達障害そのものに用いられる薬物は存在しませんが，二次障害（発達障害が原因で生じている特徴）に対して薬物療法が適用されることがあります．また，ADHD には，その特徴の大幅は改善が期待される薬物が存在します．

　一方，その他の発達障害では，障害特性に合わせた教育や発達支援を目指した療育などが行われます．また社会的なスキルを身につけるために，社会的スキルトレーニング（Social Skill Training；SST）が用いられることもあります．

7 セルフケアとラインケア

　職場におけるこころの問題を考える際，セルフケアとラインケアという考え方がとても大切です．セルフケアは労働者自らが行うケアのことを指し，ラインケアはライン（上長から部下に対する）で行うケアを指します．

　第1章4項で紹介されている通り，労働者には賃金に見合うだけの労働を行う義務があります．そして，組織には労働者の心身の保持増進を促す責務があります．労働者がその義務を果たすためには，心身の健康を自ら保つための方策を講じることが必要不可欠であり，これがセルフケアに該当します．一方，組織に課される，労働者の心身の健康を保持増進する責務は，「上司から部下に対するケア」（ラインケア）によって実現します．

　セルフケアの方法は多々存在しますが，第一歩はストレスマネジメントです．ストレスマネジメントを実現するためには，ストレスを十分に理解すること，ストレスコーピング法を獲得すること（145頁参照）などが近道といえるでしょう．

　一方，ラインケアを充実させるためには，上司は部下の「普段の姿」を知り，不調が生じたときにそれを発見し，産業保健スタッフ（産業医や心理専門職を中心とした職員支援スタッフ）など支援先にリファーすることが必要不可欠です．また，こうした支援制度が組織に存在していることを周知することも求められます．

INDEX

INDEX

INDEX

お・わ・り・に

　本書は，医療スタッフとして知っておきたいこと，また，医療スタッフでなくても社会人として知っておきたいことを中心に，ビジネスマナー，コミュニケーションスキルを大テーマとし，キーワードに回答する形式で構成致しました．

　医療スタッフの心理的支援やハラスメント相談窓口などを担当する中で，いろいろな訴えに遭遇します．そして，そのほとんどが，職場の人間関係の難しさに起因すると言っても過言ではありません．また，その人間関係の難しさを紐解いてみると，実は「ほんのちょっとしたすれ違い」が根底にあり，問題を大きくしているケースも散見されます．そして，本書で紹介するような基本的なマナーやスキルを知っていることで，こうした「すれ違い」を回避できるだろうと感じることも多々あります．

　また，密な人間関係を築くことが求められる職業生活を，より幸せなものとするために，こうしたマナーやスキルを意識することも必要不可欠です．マナーやスキルは私たちの価値を高める重要なエッセンスです．

　本書は，それぞれのテーマを専門とする著者の総力により出来上がりました．また，年末年始も休日もなくご支援いただいた（株）Gakken メディカル出版事業部の黒田周作氏をはじめ，関係する方々に深くお礼申し上げます．そして，何より，本書を手に取っていただいた医療スタッフのみなさんに深くお礼申し上げます．

2023 年 2 月

山蔦　圭輔

メディカルスタッフ必携
マナー・コミュニケーションスキル帳

2023年3月14日　　初版第1刷発行

編　　著	山蔦　圭輔
発 行 人	土屋　徹
編 集 人	小袋朋子
発 行 所	株式会社Gakken
	〒141-8416 東京都品川区西五反田2-11-8
印刷・製本所	凸版印刷 株式会社

●この本に関する各種お問い合わせ先
本の内容については，下記サイトのお問い合わせフォームよりお願いします．
https://www.corp-gakken.co.jp/contact/
在庫については　Tel 03-6431-1234（営業）
不良品（落丁，乱丁）については　Tel 0570-000577
　学研業務センター　〒354-0045 埼玉県入間郡三芳町上富279-1
上記以外のお問い合わせは　Tel 0570-056-710（学研グループ総合案内）

本書に記載されている内容は，出版時の最新情報に基づくとともに，臨床例
をもとに正確かつ普遍化すべく，著者，編者，監修者，編集委員ならびに出
版社それぞれが最善の努力をしております．しかし，本書の記載内容により
トラブルや損害，不測の事故等が生じた場合，著者，編者，監修者，編集委
員ならびに出版社は，その責を負いかねます．
また，本書に記載されている医薬品や機器等の使用にあたっては，常に最新
の各々の添付文書や取り扱い説明書を参照のうえ，適応や使用方法等をご確
認ください．　　　　　　　　　　　　　　　　　　　　　株式会社Gakken

学研グループの書籍・雑誌についての新刊情報・詳細情報は，下記をご覧ください．
　学研出版サイト　https://hon.gakken.jp/